『ともに歩む認知症医療とケア』シリーズ第3弾

# 認知症ケアと俳句の力


大場敏明
Oba Toshiaki

萩森好絵
Hagimori Yoshie


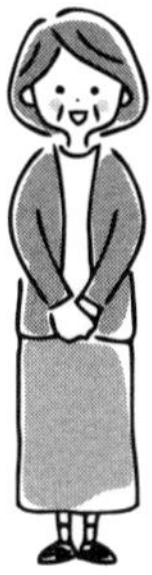

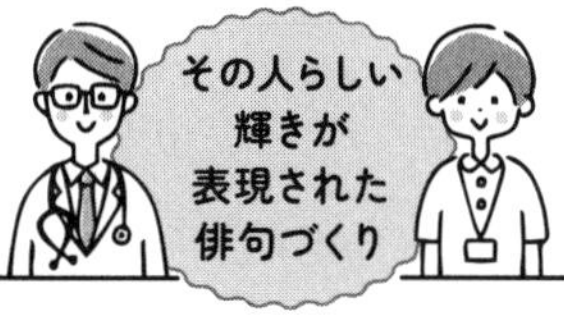


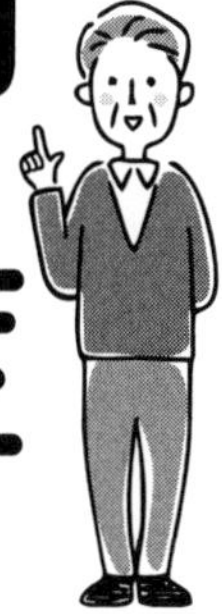

現代書林

# はじめに

医療法人財団アカシア会理事長　大場敏明

平成27年（2015）2月に、高杉春代氏との共著『**ともに歩む　認知症医療とケア**』、そして平成29年（2017）9月には、同共著の続編『**かかりつけ医による「もの忘れ外来」のすすめ**』を出版した。

二つの共著で、認知症になっても「その人らしい生活と人生」を支え・つなぐために、医療・ケア・地域（家族）のトライアングル支援が重要で、その三者相互と認知症の方との「ともに歩む」取り組みが、認知症の人をその人らしく輝かせることを強調した。

そして、「続編」では、「かかりつけ医が出番の時代」が鮮明になってきている中で、かかりつけ医（一般医・総合医）による「もの忘れ外来」がより重要になってきており、「もの忘れ外来」の開き方・続け方・利用の仕方など、実践的なガイドとした。

この中で認知症の人の「心身および生活の全体」を診ていくことと、自立生活支援（食生活・家事・仕事など）が重要であり、今までの生活・仕事をできるだけ続ける（生活リハビリ）ことへの援助、さらに適度な運動と脳トレ、そして文化的な趣味活動に楽しく取り組むことの重要性を強調した。

また、「その人らしい生活と人生」をつなぐ、家族と地域での生活、ともに暮らすことの重要性、「もの忘れ外来」がその要・調整役であり認知症の人がその人らしく生活できる地域づくりを目指し、ともに暮らす町づくりを呼びかけた。

アカシア会創立22年の今日、20年に及ぶ「もの忘れ外来」と五つの認知症専門の介護事業所（認知症専門デイサービス二か所・小規模多機能型居宅介護、グループホーム二か所）、居宅介護支援事業所の取り組みにより、認知症ケアの中の**文化的な趣味活動の取り組み**が蓄積され成果を収め、認知症になっても「その人らしい生活と人生」を住みなれた地域で、過ごし続けるための重要な活動に取り組んできた。

今回は、認知症ケアに力を発揮する「俳句づくり」をテーマに本書をまとめた。

目　次

プロローグ

# 文化的な趣味活動の取り組みと俳句の力

大場敏明

## 文化的な趣味活動の取り組み

「**もの忘れ外来**」においては、散歩など適度な運動・脳トレと生活リハビリ、日記・日誌・家計簿などのすすめ、そして趣味活動の俳句・絵・書など、さらに可能な方には自分史づくりの取り組みを、おすすめしている。

そして、**認知症デイなどの事業所**では、自己選択できるプログラムの下、体操・散歩など適度な運動と、デイ日誌などの記入、脳トレ、そして趣味活動の俳句・絵・書、句会・書道教室・絵手紙教室などの取り組みを積み重ねてきた。

その中で　初期認知症の人中心の「**和顔施**《わげんせ》」**での取り組み**（特に俳句づくり・デイ句会の取り組み）は、とりわけ素晴らしい実績を作ってきている。ここにまとめの書を刊行することとした。

**アカシア会の通所介護事業所**「**和顔施**」**での俳句づくり**は、萩森好絵先生（日本伝統俳句協会・埼玉部会長（元））のご指導により始まり、平成26年2月に第一回句会が開かれ、その後6年間ほぼ毎月続けられた。そして令和2年2月からのコロナ禍で、対面での会は中止を余儀なくされたが、その後はＦＡＸを使っての俳句づくりが続けられている。

俳句づくり取り組みのきっかけとなったのは、**もの忘れ外来通院のＭさん（雅号・炉仙さん）**であり、また軽度認知症の方への**文化活動を中心とする和顔施開所**である。

## 「もの忘れ外来」通院の炉仙さんと俳句

**炉仙さん**は、平成22年10月が当院もの忘れ外来初診で、当時77歳。同居36年の実母を亡くした半年後より、もの忘れの症状が出てきたので、心配した2歳年下の奥様がネットで調べて、当院受診となった。もの忘れ外来では、診察の中で趣味などをお聞きするのが常である。炉仙さんからは、即座に「趣味は、酒2合、ゴルフ、俳句、水泳」との返事が。そして各々、お仲間たちの名前も次々と出されたのである。

その中で、特に俳句づくりは「40年以上も続いており、毎月の句会に参加し、そこに向けてつくっている」と語った。しかし、平成29年作成のＭさんの自分史によると、実は、炉仙さんの俳句歴は、なんと小5のころからであった。明治を代表する文学者の一人で近代俳句の提唱者・正岡子規の出身地・愛媛で生誕した炉仙さんは、雅号を遊仙と名乗った父親の影響から、俳句の面白さを知ったのである。そして、小6の時には朝日新聞句壇に掲載されたほどの実力となり、実に60年以上の俳句歴であり、「俳句はわが人生の道づれ」と語っている。

**町内句会**には、以前から参加、診察室での会話の中で、「参加者が高齢化し、参加人数が減っている。いつまで続くかわからない」と述べていた。しかしこの句会が楽しみであり、まぎれもなく創作の原動力だと思われた。そこで「お作りになった句を、ご持参ください」と、お願いしたところ、受診3回目ころから書き写した俳句を、5～6作くらい持参されるようになったのである。その後、毎月毎月、俳句をご持参いただき、解説していただいた。また平成25年10月からは、「和顔施」通所も始まっている。

**俳句づくりと俳句持参**は、その後、炉仙さんの認知症の状態にも左右されるようになり、持参は毎回ではなくなっていった。そして、平成26年頃よりは、句友が入院したりなどで句会が休みとなり、炉仙さん自身の俳句づくりも困難となっていった。そこで、過去の作品の中から選んで、自筆で書き留めて、持参されるようになったりしている。俳句づくりには無縁だった私も、俳句による時々の風景・情景が浮かぶような作品に感銘を受け、そして「句会での活動」が俳句づくりにきわめて重要であると感じるようになった。

## 俳句の力

俳句を楽しむことが、認知症の症状緩和、一定の進行予防につながると、炉仙さんの外来通院の中で、私も感じてきた。そこで、「俳句が趣味」という「もの忘れ外来」通院の方には、俳句づくりの継続・再開と、作品の持参を呼びかけてきている。

とくに、「句会での俳句づくり」が、認知症の治療・進行予防に有効ではないかと考えるようになった。そこで、「俳句の力」を認知症初期の方などのデイサービスで発揮できればと、高杉さんと相談して、「和顔施」での俳句づくり・句会を提案することとなった。そして、その指導・援助に、俳人ご紹介をお願いしようと打診したところ、東京・青梅の老舗旅館館主のつてなどで、日本伝統俳句協会の萩森好絵先生を、ご紹介いただいたのである。

## 通所介護事業所「和顔施」での文化活動と俳句づくり

高杉元部長（「アカシア会」元・教育部長・統括介護部長）などの提案で、平成25年5月に開所した認知症対応型通所介護事業所「和顔施」は、初期認知症の方を対象とした事業所（デイサービス）である。

従来の通所介護事業所が、どちらかといえば認知症中期以降の人及び高齢者向きであり、初期及び若年性認知症の人が参加するには壁が感じられた。そこで、初期及び若年性の人が通いたくなるような通所介護事業所を目指して和顔施は開所され、多彩な活動プログラムなどを多数用意し、その一つとして「俳句づくり」「句会」を毎月開催するようになったのである（本書の高杉春代氏の文章を参照）。

## 「和顔施」の基本理念

多くの認知症初期の方は、知的機能と生活力の低下は軽度である。したがって、その支援は、「その人らしい生活、人生」の回復・継続がほとんどである。それまで続けてきた日常生活の営みの回復、地域での役割の継続（社会参加活動）、そして、今まで取り組んできた文化的な趣味等の活動の再開などで、楽しく豊かな人生を支援することである。

## 「和顔施」の多彩なプログラム

利用者が、各々当日の活動内容を「**自己選択・自己決定**」し、取り組んでいくことを中心にすえた選択できるプログラムを準備してある。手芸・木工・園芸などであり、また指導者をお願いしての書道・絵画・絵手紙教室・俳句教室などである。そして、日々の活動で作り上げた作品は市民文化祭への出展、また、独自に「和顔施作品展」を開催して、積極的に地域に発信している。

このように、認知症初期の方たちの自己判断を尊重した多彩な活動の展開と、地域の人たちと協力した活動は、和顔施利用者の皆さんや、ご家族の方々から、喜ばれ歓迎されている。

## コロナ禍・FAXを使った「和顔施」デイ句会

対面での活動が難しくなった現在、FAXでのやりとりの中で萩森先生の指導を受けながら、不定期ではあるが句会を継続している。その手順だが、朝会で季節の話題が出た際に季題になりそうな言葉を拾い、以前使用していた一覧表に記入。1時間ほど使い、昔を思い出す会話の中から言葉を繋げて俳句にしている。

スタッフは、言葉が全く浮かばない利用者には、思い出話をしてもらいながら、出て来た言葉を紙に書く声掛けをする。自分で書けない利用者には、そばで職員が聞き取りながら言葉を書き留める。文章になりがちなため、五・七・五に繋がるよう一緒に考える。利用者の反応を見ながら、ピンと来ている様子があれば俳句に仕上げる。作品は、後から萩森先生にFAXやメールで送っている。先生から添削して返していただいた俳句を職員から利用者に返している（本書の高田あかね指導員の文章を参照）。

コロナ禍で3年間、対面でのプログラムなどが休止せざるを得なくなったが、ウイズコロナへ向けて、各活動の再開・発展が求められている。

## 日野原重明先生も、俳句づくりと俳句の会をお勧め

105歳まで「生涯現役医師」として、長寿と健康、命の尊さ、憲法9条の掲げる理念の重要さなどを訴えておられた日野原重明先生。12年前の東日本大震災の折り、聖路加国際病院が被災地支援に取り組み、ご自身も被災地へ赴き、「芸術療法」にも力を入れた。その一環として、俳句の会を勧められたのである。「津波や地震の悲しみの感情を俳句に吐き出してほしい。俳句は自分だけでなく、読んだ人にも勇気を与えます。自分の気持ちを短い言葉で表す俳句は、立ち上がるためのエネルギーにきっとなるはず」という言葉を残している。

ご自身も98歳の時に、手軽にできる俳句を始めたそうだ。日野原先生の力に感服である。

# 「和顔施」利用者による

# 俳句集

指導　ホトトギス同人
萩森好絵

※以下の作品は、平成二十六年から令和元年までの間に詠まれたものです。

# 盆踊

俳号　吐志

餅を焼く匂いがとてもおいしそう
大輪の牡丹《ぼたん》が咲いた真っ白に
盆踊あの顔この顔楽し気に
銀杏《ぎんなん》はふるさとの味香りよく
お雛さま隣りの娘よめに行く
猫の恋ニャンとも言わず寝てばかり
風吹きて団栗《どんぐり》落ちる音聞こえ

# 春が来た

俳号　銀杏

かるた取り孫の早さに苦戦して
さんま焼く匂いに呼ばれ酒を飲む
蕗《ふき》のとう炒めは酒の良きつまみ
酒飲んで気合を入れて盆踊
落花生パチンと割って酒を飲む
飲みすぎて今夜の飯は雑炊《ぞうすい》だ
春が来た野原《のはら》の土手で一杯だ

## 十五夜

俳号　けやき

お正月婿《むこ》きてお酒六人で

和顔施の庭の手入れに汗かいた

銀杏がレンジで元気よくはねる

冬耕《とうこう》や床を作りし肥《こ》やしまき

雷が畑でなった逃げて来た

九時半に十五夜お月さんを見た

切干《きりぼし》をむしろに並べ作ったよ

# 草《くさ》矢《や》

俳号　遠州の風

おでん食べ話のはずむ夕ご飯
麦踏をみんなで競争たのしそう
銀杏の実ややや甘くなるころとなり
猫《ねこ》の恋すきな相手に逃げられて
村中《むらじゅう》が祭にさんか今日もまた
よく飛んだ草矢黒板《こくばん》までいった
団栗が話題にのぼる和顔施で

# 桜並木

俳号　ばら

飴下げてかんざしぽっくり七五三
初雀《はつすずめ》庭の木に来た親子かな
雛《ひな》あられいろんな色がまじってる
草矢とぶ遊びをしたよ大笑い
またろう雛《びな》我が子に買えたこと嬉《うれ》し
ランドセル桜並木を通っている
芍薬《しゃくやく》を船のようなる鉢《はち》に生け

## 鶯《うぐいす》

俳号　もも

颱風《たいふう》におどろかされて今日天気
柏餅《かしわもち》いつもの倍《ばい》はありそうな
孫たちはとっても上手独楽《こま》回し
鶯がきれいに鳴いた今朝もまた
春菊のみそ汁今朝の朝ごはん
燕《つばめ》の子みんなで鳴いて餌をまつ
目刺《めざし》焼きあつあつ楽し晩ご飯

# 花火

俳号　ひらめ

今はもう草矢とばしに四苦八苦
お雑煮《ぞうに》は丸いお餅《もち》と白味噌で
宝物卵の殻のお雛さま
焼藷《やきいも》の売り声近くなって来し
居ながらに花火の見える新居かな
信濃路《しなのじ》はあたり一面蕎麦《そば》の花
ひと休み蟻《あり》の行列見付けたり

# 三社祭

俳号　いちはつ

買い物に凩《こがらし》なんかへっちゃらだ
柚子《ゆず》を買い今夜のうどんの薬味《やくみ》にす
手袋を犬の散歩でまた落とす
山椒《さんしょう》の芽豆腐に乗せておつまみに
柳《やなぎ》見た神社のうらに揺れていた
今年また三社祭が始まった
なつかしい麦飯さまの朝ご飯

# 石蕗《つわ》の花

俳号　きく

尾瀬ヶ原遠く近くに百合の花
今日の絵は机の上の石蕗の花
紅色の毛糸で娘にマフラーを
年賀状一枚一枚絵をかいて
雛祭《ひなまつり》家族で祝うちらし寿司
桜みたうすいの濃《こ》いのみな桜
朝の日に映える七色濃紫陽花《こあじさい》

## 朝顔

俳号　いちご

しゃぼん玉ぽかりぽかりと飛んでいく
白く咲く匂いもなくて白粉《おしろい》の花
今年もまた田舎に帰った祭の日
故郷《ふるさと》のしきたり守りお雑煮を
落花生引けばたくさん飛び出した
物置を子猫が二匹出入りする
朝顔がのび過ぎちゃって迷《まよ》ってる

# 雑炊

俳号　みみずく

風吹いて枝をふるわせ柳散る
石蕗の花庭に咲いてる大株《おおかぶ》で
雑炊に卵を一つ落とし入れ
お雑煮を食べて今年も年をとり
野水仙《のずいせん》寒さ厳しいのに咲ける
青空に燕はつばめ返しして
線香花火《せんこうはなび》誰が一番長く持つ

## 毛糸編む

俳号　ユリ

鳳仙花《ほうせんか》ぷちっと跳ねて種が出た

ねこじゃらしきれいだ五本ゆれている

千歳飴引きずっている七五三

チューリップお水を上げた朝早く

毛糸編むたくさん編んだ和顔施で

夕涼みたまには行こう川原《かわら》まで

福笑目かくしされてむずかしい

## 柚子

俳号　百合

冬となり近くに買い物だけとなる
柚子もらいお風呂にジャムと薬味にも
こんにゃくも大根も好きみそおでん
お年玉けんかないよう同じ額
採り立ての野菜で菜飯会《なめしかい》をする
蓬《よもぎ》とり母が上手に草餅を
落花生割って一粒ずつ食べた

## 新米

俳号　チューリップ

新米がつやつや光り美味しそう
お正月誕生会をありがとう
ごぼう入り田舎の雑煮具だくさん
母作る若布《わかめ》ときゅうりのお酢の物
紅梅が団地の前に七分咲き
お雛さま浅草橋で娘《こ》に買った
落花生母はふかすよ蒸気釜《むしきがま》で

# 芒《すすき》

俳号　まゆ

鯉幟《こいのぼり》大きな鯉から並んでる

利根川の花火大会場所取りに

大壺《おおつぼ》に長くしっかりした芒

テーブルに団栗ぐるぐる良く回る

朝家を出たときとても寒かった

# かるた

俳号　ぼたん

まんかいの桜の下でお団子食べた
庭の枇杷《びわ》うすら甘くて種ばかり
胡瓜《きゅうり》もみうどんにのせてつるつると
道ばたに落ちてる栗のいがのまま
晩ご飯食べてみんなでかるた取り

# 朝顔

俳号　桜

畦道《あぜみち》のりょうがわ咲いた月見草
風呂上り団扇《うちわ》ばたばた音立てて
朝めざめ庭の朝顔まず見たく
庭先に小さな七夕《たなばた》竹をたて

俳号　四つ葉

両岸をつないで泳ぐ鯉幟
富士を見て母校見下ろし墓参《はかまいり》

俳号　ほたる

さんま焼く匂いでおなかすいて来た
二度三度てまのかかりし吊《つる》し柿
長野では焼いた蜜柑《みかん》を風呂にいれ

俳号　さくら

雨音の颱風迫り来《き》し気配
参道の大狛犬《おおこまいぬ》も雪かぶり
藤棚《ふじだな》にピンクも白も紫も

俳号　コスモス

コスモス色のようふく着てみたい
新米のおむすび白く光ってる

俳号　こねこ

梨食べるしゃりしゃりしゃりと軽い音
今日からは賑《にぎ》やかなりし冬休《ふゆやすみ》
石蕗の花はじめて見たよ和顔施で

俳号　りんどう

日が暮れてかなかなの声寂しげに
ばったとり子供のころはよくしたね

俳号　ピンク

ガラス瓶桜三本生けてある

八重桜淡《あわ》いピンクの花きれい

俳号　みかん

花菖蒲《はなしょうぶ》夫《つま》といった本土寺に

小鳥なく見上げた枝に今日もまた

わが庭の椿がぽとんと落ちて来し

公園でおだんご食べた花の下

俳号　うめ

梅の香《か》に春の足音感じらる

俳号　蕗のとう

杉菜《すぎな》見た畑にいっぱい出ていたね

俳号　あやめ

俳号　富子

あじさいのお花は大きくきれいだね

俳号　明美

あじさいの花よりおやつ食べたいな

俳号　茂

あじさいの花のようなる女の子

※以下の作品は、令和二年から現在までのコロナ禍の中で詠まれたものです。

## 浴衣《ゆかた》

俳号　ひらめ

浴衣着て河内音頭《かわちおんど》を踊ったよ
落花生双子《ふたご》もあれば一つもね
寄鍋《よせなべ》は味のしみたるお大根
煮凝《にこごり》をご飯にのせた幼き日
豆飯《まめめし》のお昼を食べた皆《みんな》して
花散りて若葉の頃となりにけり
突然に花火の音だ祭かな

# コスモス

俳号　しらさぎ

豆撒《まめまき》や鬼は外とね福もらう

山茶花《さざんか》を見てさざんかの歌うたう

颱風で雨戸ごとごとねむれない

散歩道芒《すすき》畑《ばたけ》を見て帰る

朝ごはん鮭《さけ》をほぐしてまぜごはん

コスモスの畑ピンクであいらしい

秋茄子を母のところに食べに来た

## 新米

俳号　つばき

蕎麦見ると母の手元を思い出す
田舎より届いた新米おにぎりに
七五三孫も晴れ着でにこやかに
夕ご飯鱈《たら》の煮つけでさっぱりと
竹馬の息子の笑顔なつかしい
豆撒を夫《つま》の後に息子する
公園のベンチに並び豆の飯

# 落花生

俳号　ゆり

母が新蕎麦打ちて打ちたて晩ご飯

落花生掘《ほ》りたてもらい塩ゆでに

煮凝は本家でもらう川魚

竹馬は祖父《そふ》の手作り女子も乗る

初体験春菊間引く和顔施の畑

木の枝で鳥が見ている豆の飯

若葉見てみんなで食べるお弁当

## 鈴虫

俳号　まぐろ

颱風で台所まで水が来た
江戸川の土手で芒がゆれている
鈴虫がうらで鳴いてるチンチロリン
井戸のそばコスモス咲いた三色も
秋茄子の甘味噌炒めかくべつだ
今日もまた秋茄子味噌の炒めもの
とろろ蕎麦娘と食べた長寿庵《ちょうじゅあん》

# 庭の柿

俳号　かみなり

芒の穂風になびいておじぎする
土手の道鈴虫の声妹と
秋の鮭ふるさと思いあじわいて
裏庭の花壇に揺れる秋桜《あきざくら》
秋茄子の美味しさ煮ても焼いてもね
庭の柿見つけ椋鳥《むくどり》ついばみに

## 夏《なつ》休《やすみ》

俳号　山髙

堀切の鰻《うなぎ》混み合う水槽で

夏休夜店で妻と待ち合わせ

昼ご飯蕎麦やの新蕎麦食べて来た

新米を食べて福島県思う

七五三明治神宮親子して

竹垣《たけがき》を竹割り編んで菊支え

# 紫陽花《あじさい》

俳号　あやめ

紫陽花の色とりどりに咲き始め
紫陽花や日差しをあびて風にゆれ
ご飯食べ喉《のど》をうるおす氷水
五月晴《さつきばれ》太陽あびている野菜
蚊帳《かや》を出て蚊のすぐ来たよ驚いた
デイサービス初めて俳句秋の句を

蕗《ふき》の薹《とう》

俳号　菜の花

雪が降り出す掌《てのひら》にすぐ溶けた
囲炉裏《いろり》でね鮎《あゆ》を並べて焼いて食べ
竹馬で二三歩あるき飛びおりた
蕗の薹苦かったこと思い出す

# 鯉幟

俳号　ユキ

豆の飯母の思い出懐かしい
若葉風《わかばかぜ》皆な気持ちが良さそうに
鯉幟青空見れば泳いでる
どうしたの朝から花火祭りだね

俳号　うさぎ

家族みなろうそくかこみ芋煮汁
芒とり兄のおさがりズボン履き

俳号　紅バラ

五月晴一列になり土手散歩

# 作句にお勧めの季題（萩森好絵選定）

【冬】一月　正月・新年・初詣・年玉・屠蘇・門松・福寿草・寒牡丹・水仙・節分
【春】二月　早春・春浅し・春寒・麦踏・春菊・蕗の薹・野梅・梅・紅梅・春一番
三月　雛・啓蟄・水温む・彼岸・草の芽・木の芽・独活・野蒜・剪定・土筆
四月　入学・木蓮・桜・花見・芝桜・チューリップ・菜の花・雪柳・葱坊主
【夏】五月　牡丹・鯉幟・新茶・若葉・蕗・筍・芍薬・花水木・薔薇・麦・麦秋
六月　紫陽花・梅雨・さくらんぼ・蝸牛・実梅・田植・苺・雪の下・五月晴
七月　百合・月見草・雷・虹・滝・清水・バナナ・麦茶・日の盛り・蓮の花
【秋】八月　初秋・七夕・中元・迎火・墓参・花火・残暑・朝顔・西瓜・南瓜
九月　芒・萩・月見・蜻蛉・秋の蝶・松虫草・コスモス・蕎麦の花・秋茄子
十月　秋の空・秋の雲・秋の山・新米・柿・冬瓜・菊・蕎麦・栗・紅葉
【冬】十一月　初霜・山茶花・七五三・柊の花・切干・小春・落葉・枯葉・凩・時雨
十二月　冬の雲・冬の空・初雪・初氷・白菜・おでん・柚湯・冬休・餅・除夜

## 「和顔施」の俳句集で使われた季題一覧

一月　かるた・正月・初雀・独楽・雑煮・年賀状・水仙・福笑・お年玉・雪・煮凝・豆撒・竹馬

二月　猫の恋・蕗のとう・春・麦踏・鶯・春菊・若布・紅梅・梅・蕗の薹

三月　雛・目刺・山椒の芽・雛祭・燕・菜飯・椿

四月　桜・柳・しゃぼん玉・子猫・チューリップ・草餅・藤棚・八重桜・花・杉菜

五月　牡丹・祭・芍薬・柏餅・三社祭・麦飯・鯉幟・豆飯・豆の飯・若葉

六月　草矢・燕の子・蟻・枇杷・花菖蒲・あじさい・鰻・紫陽花・五月晴・蚊

七月　汗・雷・百合の花・夕涼み・胡瓜・月見草・団扇・浴衣・夏休・氷水

八月　盆踊・花火・白粉の花・線香花火・鳳仙花・朝顔・七夕竹・墓参・かなかな・秋

九月　さんま・十五夜・颱風・蕎麦の花・ねこじゃらし・芒・コスモス・梨・鮭・秋茄子・鈴虫・秋桜・芋

十月　銀杏・団栗・落花生・柚子・柳散る・新米・栗・吊し柿・蜜柑・ばった・小鳥・蕎麦・新蕎麦・菊

十一月　冬耕・切干・七五三・凩・石蕗の花・千歳飴・冬・山茶花

十二月　餅・雑炊・おでん・焼藷・手袋・マフラー・毛糸編む・寒・冬休・寄鍋・鱈・囲炉裏

# 俳句とともに

ホトトギス同人
萩森好絵

当時私は、高崎市に住んでいた。俳句を始めて四十年いやもっと長いかもしれない。結婚して長男長女に恵まれ、長女が小学生になったら、家事や手芸などから解放され習い事を始めたいと思っていた。そんな時、友人から水墨画教室に誘われた。

車で友人を迎えて、水墨画教室に向かった。友人とそれとなく話しているうちに、今度は短歌を勧められた。とっさに私は、「もう少し歳を取ったら俳句をしたいと思っている」と、答えていた。

その一言で、翌々日には分厚い封書が届いた。何日何時ここへ来てくださいと、丁寧に書き添えられた句会の案内だった。それは、「前橋ホトトギス会」と言い、ホトトギス俳句研究会と吟行会だった。

当日は珍しく雪だった。

「雪なので車に乗れないから」と言う私に、その人はすかさず、「俳句は雪が降ろうと槍が降ろうと休みません。バスかタクシーで来てください」と、はっきりした口調で言った。十六キロの道程をタクシーで行った。

その日は研究会で教室に入った瞬間、先生の方に向いて掛けていた方々の視線が、一斉に私の方に向けられ、身のすくむ思いだった。

その先生の今月号のホトトギス巻頭句のコピーと、今日の資料のコピーのA3の用紙二つ折り二枚が配られた。そのコピーは、俳句の定義や文法などが記されて、とてもむずかしかったけれど、何とか無事に終わった。

その二週間後の吟行会に参加。句会場の近くの、広瀬川の河畔に立っている方々に距離を置き、広瀬川のとうとうと流れる川を見ながらメモを取り始めた。とても寒かったことを覚えている。

教室に入る時間だと誘われるまま入ると直ぐに、句会の用紙一式が配られた。「しめ切り時間までに十句この短冊に書いてください」と言う。そう言われても、何にも聞いていなかった私は驚いた。二月なのに緊張の余り、背中を玉の汗がコロコロと落ちるのを感じながら、言われるままに、十句何とか短冊に書いた。これが私の俳句の始まりだった。

ところが三ヶ月もすると、俳句が楽しくなって来た。でも俳句は土、日が多いので、夫と子供の手前、出にくくなって来た。そこで、夫を誘い二人で出るようにしたらと考え即実行。そして、休むことなく句会を楽しむことが出来るようになった。

数年して夫の転勤で、東京の句会に参加するようになった。多趣味だった私は、夫の転勤により俳句一筋になっていた。そこで国内各地の大会に、夫とともに毎月のように出かけるようになった。中国の兵馬俑、ノルウェーのオーロラも見に行った。何回か引っ越しをしながらも俳句は休まず続けた。

その後、埼玉県の川口市に居を構え、日本伝統俳句協会埼玉部会長を、二十人の役員に支えられながら六期十二年間務め、同じ頃、彩の国いきがい大学の蕨学園、浦和学園の俳句クラブの講師を引き受けた。

いつの間にか息子は、大学の俳句クラブに入っていた。娘は大学を卒業して結婚。その娘の娘が、幼稚園生になった頃、家に遊びに来た時に、私が俳句の手ほどきを始めた。それを見ていた娘は、子供に俳句をさせたい一心に、月に一度土、日に、泊まりがけで来て、我が家でしていた十人ほどの句会に二人で参加するようになった。

そんな時、知人から「和顔施」のデイサービスでの俳句の指導の話をいただいた。デイサービスは八人ほどで、毎週金曜日の午後とのことだった。何か施設でお役に立てることがあったらと、ギターの稽古に行ったこともあった。そこで俳句ならもっと簡単ではないかと、軽い気持ちで引き受けた。

毎回和顔施に着いて、外からガラス戸をトントンと叩くと、来た来たと皆さんが応えて、手を上げる人、笑顔を向ける人、私もありったけの笑顔で窓ガラスの側に顔を寄せ両手を振って応えた。この心が通い合った瞬間、熱い物が込み上げて来るような幸せの時が流れた。

実は、ここまで来るのには、今まで経験したことのないほどの、並々ならぬ苦労があった。和顔施の責任者の方からの、「どうぞ苦労話を書いてください」と言われたので、少し書き加えようと思う。

約束の日に和顔施に行った。紹介された私を無視して誰も顔も向けてくれない。挨拶すらしてくれない。その沈黙は耐えがたかった。とりつくすべがなかった。その瞬間安請け合いをしたことをしみじみと後悔していた。かと言って逃げ出すわけにはいかない。

先ず、俳句の前に何か和やかな時間が過ごせないかと考えた。塗り絵とか簡単なゲームなど、毎回考えて用意した。しかし誰も答えようとも話そうともしてくれない。根気よくあの手この手と繰り返しているうちに、言葉遊びがようやっと楽しくなってきた。あ行の「あ」。「あのつくものはなーに」。飴、蟻、次々と、答えてくれた。スタッフの人が、その枠をはみ出すほどの答えが出たのを黒板に書いていった。あ行の「い」。「いのつくものなあーに」。犬、猪、と楽しそうに答えてくれた。

言葉遊びの成功に続いて、正岡子規の俳句カルタをすることにした。二つのテーブルを寄せ、二組のカルタをごちゃごちゃにして皆で並べる。いつも早い人が一枚を探し当てると遅い人にその絵を「この絵です」とか、「そこそこ」と教えてあげる。全員が立ち上がり目をこらし真剣勝負さながらの様子となり、これも成功でした。やっと皆さんが別人のように眼を輝かせ、楽しくやり取りが出来るようになった。

苦労話と同時進行して来た俳句づくりもあった。A4の用紙に、その月の季題を六つほど書いて一覧表にして、その横にそれぞれの俳句を書くような余白を入れた用紙を作った。

その用紙を一枚ずつ手渡した。俳句担当のスタッフが、テーブルの上にたくさんの鉛筆を入れた鉛筆立てを出した。ところがその鉛筆を取る人はいなかった。私は椅子に掛けてはいられなかった。

用意していった季題の一覧表で、一人一人に、「これ、見たことありますか？」と、問いかけているうちに、おうむ返しに、「見た」と答えるようになって来た。「食べたことありますか？」「誰と行きましたか？」と続けて問いかけた。

季題はいくつか書いてあるから、一つ一つ誘導質問をして行く。一言でも二言でも、単語にならなくとも、「ひらがなでよいから、ここに書きましょうね」と、何とか少しでも書けるようにした。

用紙にいくらか書いたものを、「よく出来ました」と言い、そのメモから、会話を交わし合いながら俳句にしていく。ようやく一句の形になった時、「よく出来ました」と、その用紙一杯に花丸を書き、「俳句がもう出来たので、これお預かりしますね」と言うと、自分で書いた俳句を褒められたという満足からか、とても喜ぶようになり、二句三句と書けるようになって来た。
次回にその俳句と合わせた写真を、2L用紙で仕上げ、一人一人にお土産として渡す。こうして、俳句への道は一歩一歩進んで、「今日の先生の洋服きれい」などと、声まで掛けてもらえるようになって来た。

また福笑をしたり、近くの公園の紫陽花を見に行ったりした。たくさんの楽しかったことの詰まったみんなの俳句が掲載されたとても綺麗なカレンダーに毎年なる。これが何よりの成果で私たちの宝物となった。その俳句カレンダーが、いつかもう六冊になった。

夫は七年前に他界した。二人の子供と俳句を続けて来て、同じように娘の子供も大学を卒業して社会人になり、句会に参加するようになった。誰となく吟行に同行してくれる今日この頃、萩森ファミリーと皆様に呼ばれ親しまれている。

令和五年八月　モルディブにて

モルディブの澄む青い海と秋の空
四方海の宿の作句や星月夜
秋潮や鮫の番かつと過る
島の秋父との約束果たす旅
ロブスター蟹にと秋の磯料理

# 俳句づくり支援の実際と回想法

「和顔施」生活相談員
高田あかね

埼玉県三郷市にある認知症対応型通所介護施設「和顔施」は、初期認知症の方を対象としたデイサービスです。

**〈基本理念〉**

・知的機能と生活力の回復を目指し、「その人らしい生活、人生」を引き続き送ることができるよう支援します。
・生活の術を思い起こし再開発することを目指します。
・今まで取り組んできたその人らしい文化的な取り組みを大切にします。
・その人が望む多彩な趣味等の活動を通して楽しく豊かな人生を支援します。

上記をもとに、日々、利用者と共に活動を行っています。

**日々の活動（プログラム）**

個別プログラムから各自当日の活動内容を自己選択し、取り組んでいます。

・手芸（パッチワーク・刺し子・編み物）
・木工（竹細工・棚作り・花壇の花の札作り）
・園芸（庭の手入れ・花壇作り）
・施設菜園（野菜作り）
・書道、絵手紙、囲碁・将棋（現在はコロナウイルス感染防止のため中止）、俳句

日々の活動で作り上げた作品は、年2回発表の機会を作り、三郷市民文化祭への出展及び和顔施作品展を開催しています。

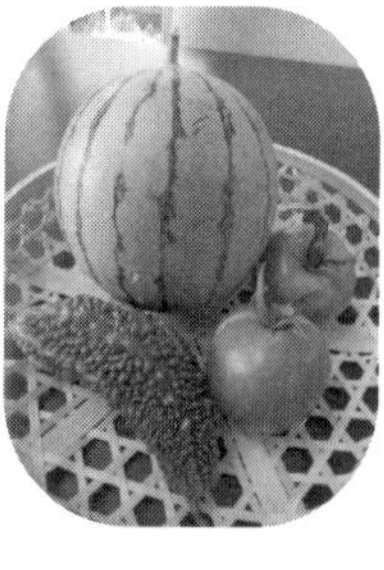

## 俳句づくり

和顔施では平成25年から毎月1回、金曜日の午後、萩森先生に来所いただき、俳句づくりの活動に取り組んできました。俳句と聞くと、皆さん「難しい～」「出来ないわ……」と口々に仰っていましたが、萩森先生が楽しく取り組めるよう工夫してくださるおかげで忘れていた思い出が引き出され、「うちの孫が盆踊りから帰らないって泣いてね」「うちの

母ちゃんは家の裏で秋刀魚を焼いていたよ」「昔は皆焼いていたのよね」と口々に思い出話が飛び交い、笑いのあるひと時を過ごすことができていました。

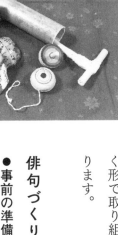

コロナ禍においても先生のご協力をいただき、通所の中で利用者が作った俳句をFAXし、添削をして返信をしていただく形で取り組みを継続し続けております。

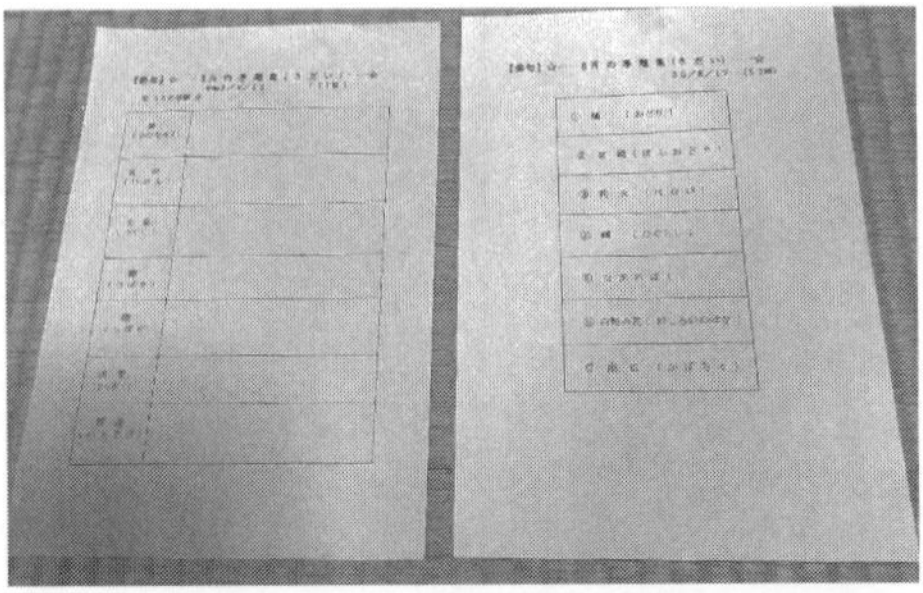

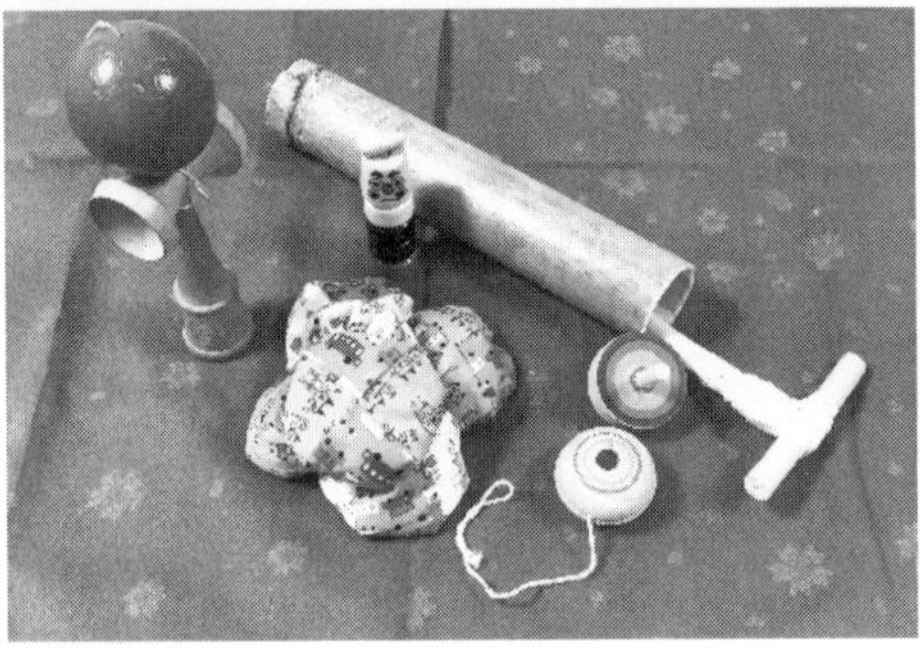

## 俳句づくり活動の実際

**●事前の準備**

俳句づくりの数日前、萩森先生から今回取り組む季題一覧表をFAXで送付していただきます。利用者がすぐにイメージできないと

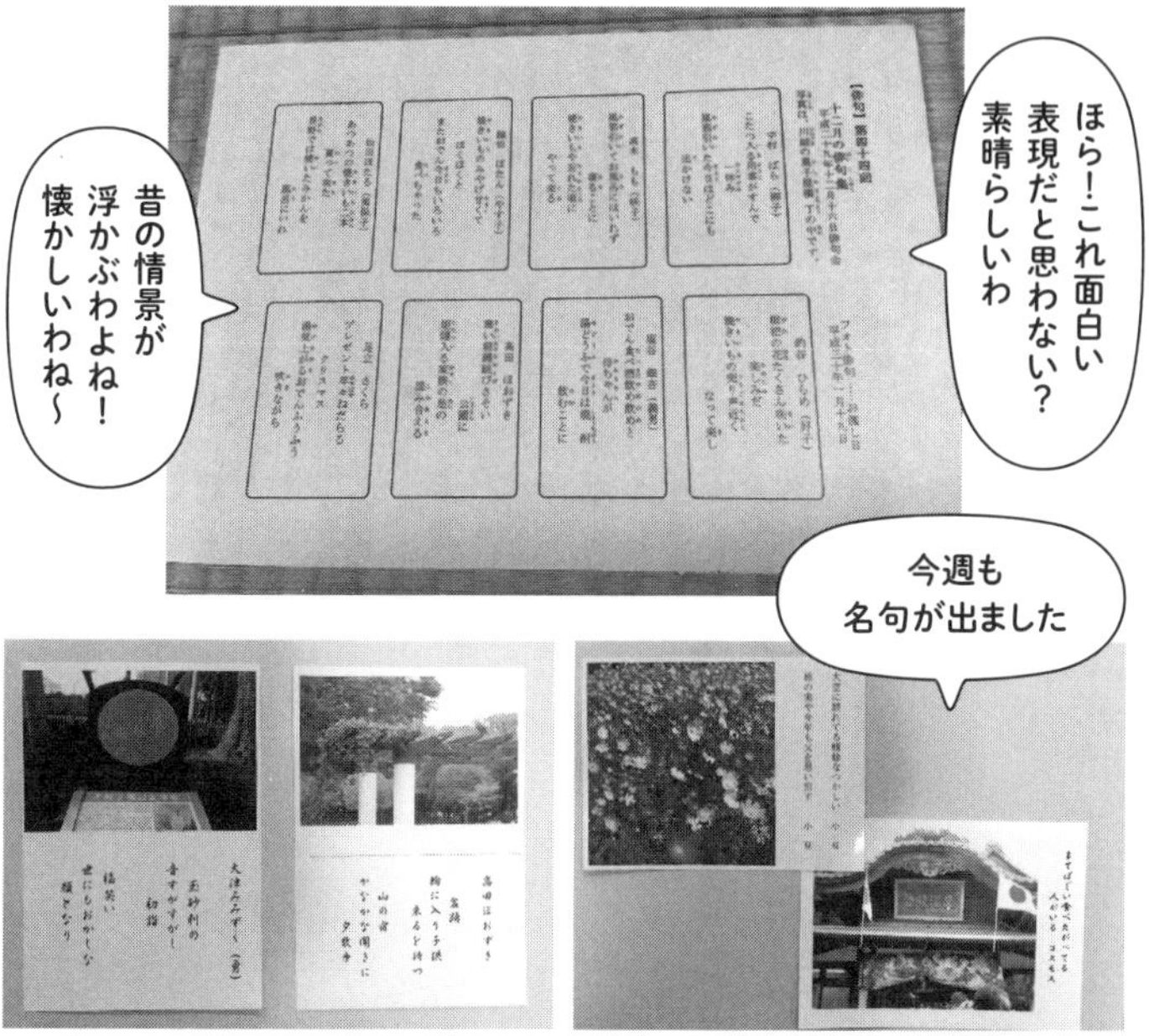

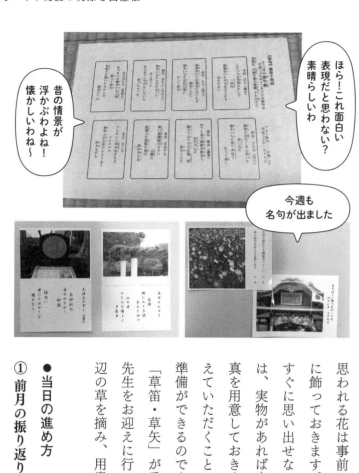

思われる花は事前に用意して、室内に飾っておきます。行事や昔遊び等、すぐに思い出せないと思われるものは、実物があれば実物、なければ写真を用意しておきます。前もって教えていただくことで、当日に向けて準備ができるのです。

「草笛・草矢」が季題だった時は、先生をお迎えに行った際に一緒に周辺の草を摘み、用意をしました。

## ●当日の進め方

### ①前月の振り返り

前月の活動時に皆さんが作成した俳句を、先生が写真入りのカードにして持って来てくださいます。「こんな句を作ったかしら？」と首をかしげながらも、自分達の俳句が素敵なカードになり、プレゼントしていただけることがとても嬉しく、笑顔あふれる時間になります。そして、配られた自分の句をひとりずつ順番に読み上げ、先生に講評をしていただきます。講評を聞きながら周囲から感心され、褒められることが大きな自信に繋がります。

**②正岡子規の「俳句カルタ」とり……みんなが平等にとれ、楽しむ工夫**

先月の振り返りが終わると、白熱する俳句カルタの時間が始まります。

正岡子規さんのカルタを先生が2組用意してくださり、テーブルを2台繋げて絵札を広げるのです。2組あることで、札を取れる利用者が2人になり、偏りが出にくいという大きなメリットがあります。

札を見つけることが苦手なため消極的な利用者や、カルタに参加されない方には無理強

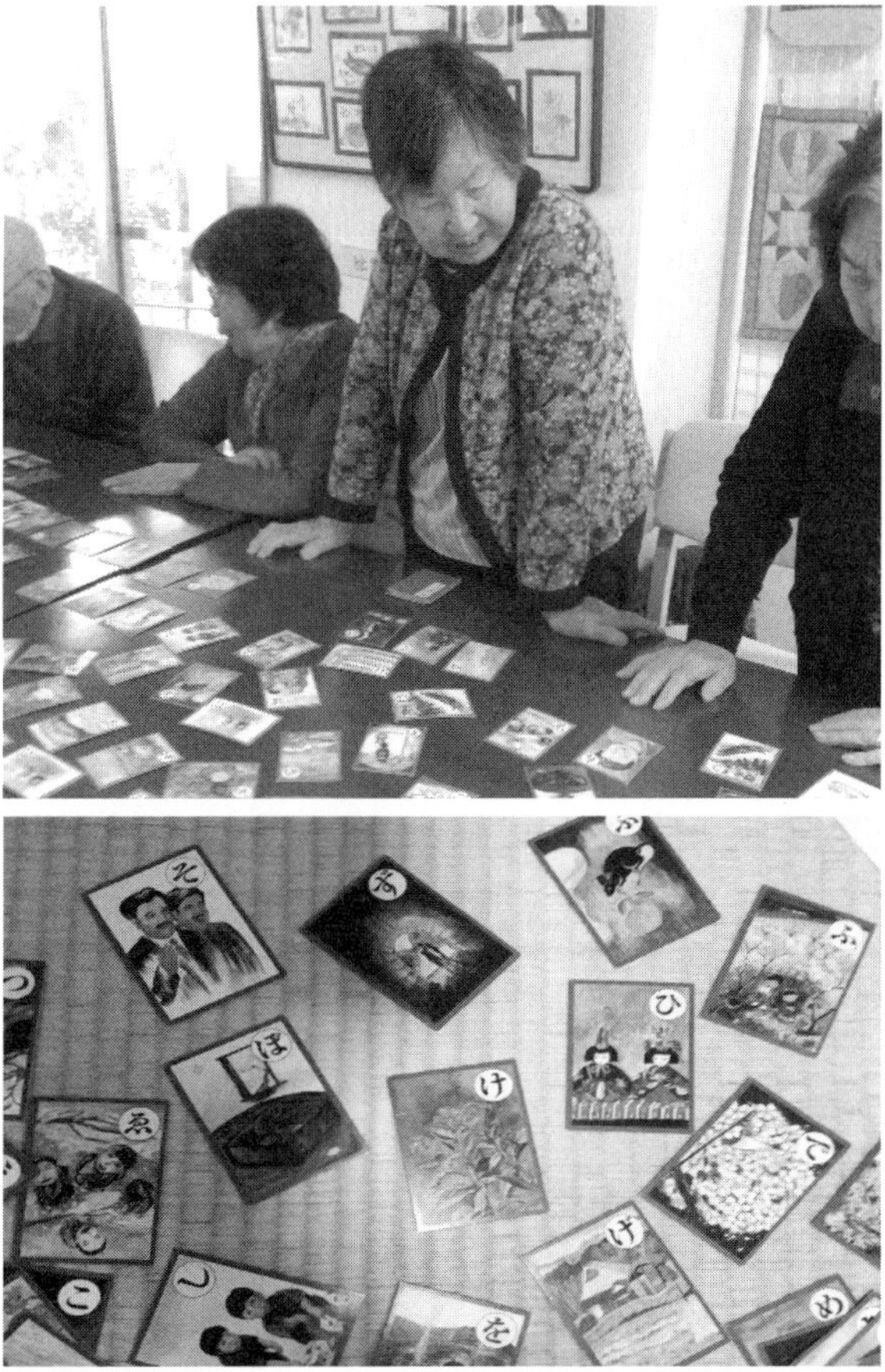

カルタとりの様子です。皆さん立ち上がって白熱の戦い！
読み手も男性利用者が行っています。

いせず、読み手の役割を担っていただきます。
聞き取りづらい言葉があれば、職員が復唱をします。それでも皆さんが見つけづらい時は、頭の言葉だけを繰り返します。札をなかなか取れない利用者には札の向きを正面に変えることで認識ができるよう支援を行い、「手元にないですか～？」と言葉をかけていきます。職員が特定の利用者に教えてしまうと「ずるい！」との声が上がりかねないので、全体への声掛けを行いながらも、札を取りづらい方にも取れてほしいと願いながら支援を行っています。

**絵札の印象・記憶**

俳句カルタの絵札の絵はとても叙情的で、色使いがはっきりしています。絵が見やすいことで何の花なのか認識しやすく、毎月繰り返すことで印象に残ります。利用者によっては文面を少し読むだけで「漱石さんの顔の札ね」「赤いケイトウの花の絵ね」と絵札のイメージを浮かべることができています。

### ③俳句づくり　季節のイメージをつくる……昔の思い出

俳句カルタが終わると、いよいよ季題一覧が配られて俳句づくりが始まります。一覧を見てすぐに取り組み始める日もあれば、「草笛を皆で鳴らしてみましょう」と遊びから入ることもあります。馴染みがある男性利用者は「懐かしい」と言いながら夢中になって鳴らそうとします。草笛に馴染みがない女性利用者も、男性利用者を見ながら取り組み始めます。草矢が季題だった6月は皆さんで草矢を作り、飛ばしっこが始まりました。「どこまで飛ぶかな?」「黒板まで行った!」と歓声があがります。

草矢とぶ　あそびをしたよ　大わらい
よくできて　草矢黒板　までとんだ
とばなくて　みんなでわらった　草矢かな
草笛に　かわいい音色　やっと出た
草笛の　遠くで聞こえる　懐かしさ
草笛を　吹けど鳴らずに　息が切れ

草笛に　里の祭の　声がする

利用者がこの日に作った俳句です。草笛・草矢で遊んだ後に俳句づくりを行ったことでとてもリラックスして、その場のことをスラスラッと俳句にされていました。

また、10月は、どんぐりが季題だったため、どんぐりで駒を作り、駒遊びをしてから俳句を作りました。

どんぐりが　くるくる回る　楽しいな

テーブルに　どんぐりころころ　良く廻る

くず湯が季題だった12月は、くず湯を飲みながら俳句を作りました。

おいしかった　十年ぶりの　くず湯のみ

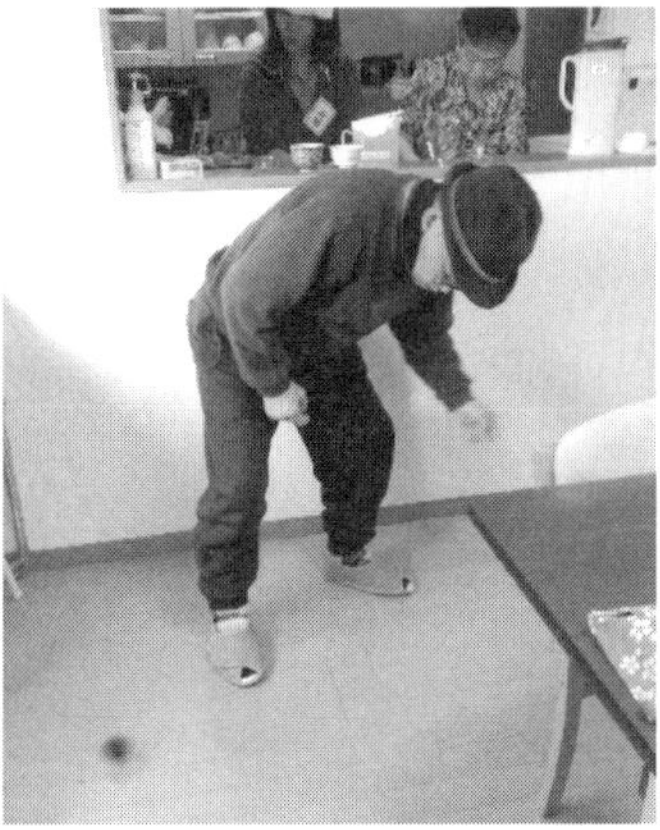

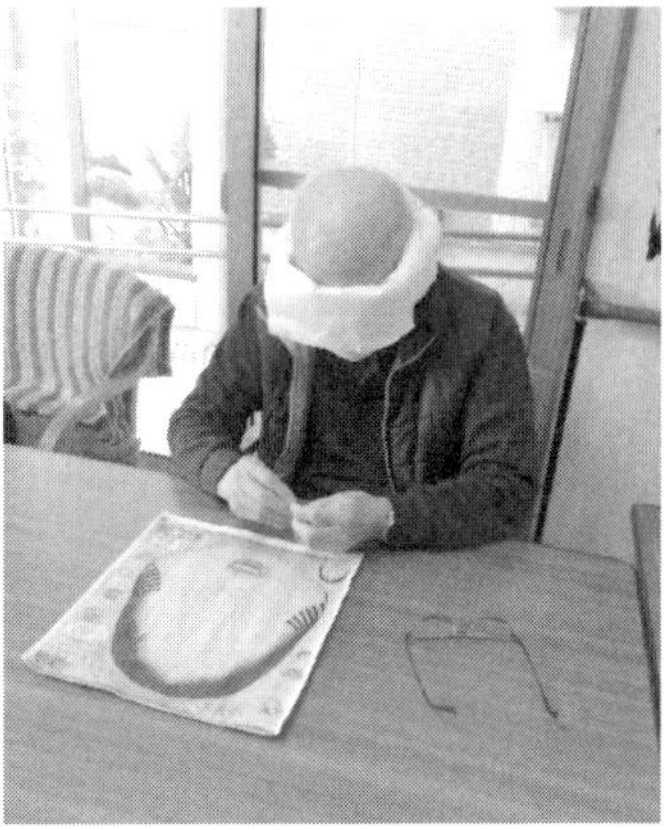

風邪ひけば　母のくず湯の　なつかしさ

1月の句会では、皆で福笑いをして大笑いをしました。

俳句からも皆さんの楽しい様子が伝わります。

福笑い　仲間そろって　大笑い
福笑い　目かくしされて　むずかしい
福笑い　今日は一日　笑いすぎ
みんなして　笑いっぱなしに　福笑い
福笑い　笑い転げる　鬼までも
福笑い　鼻と口が　くっついた

## ④ 俳句づくりにおける支援

「俳句は難しい～」と感じる利用者が取り組みやすいような環境を作ることを意識して支援を行っています。実物を用意したり、思い出話を傾聴・支援することで言葉を引き出し、その方にしか作れない句ができます。

ずいき汁　夢中で食べた　子供の頃
切干を　むしろに並べ　作ったよ
雷が　畑でなって　逃げて来た

大工一筋、「勉強してこなかったから頭を使うことは苦手なんだよ」と言う「けやきさん」が作った俳句の一部です。福島の田舎にいた頃のずいき汁、切干大根を作った思い出から右の三句を作りました。和顔施には野菜作りを目的として来所されていました。「この前、畑にいる時に雷が鳴って怖かったよ～！」と言う会話の中から雷の句ができました。

難しい俳句は苦手と思っている方なので、ご自分の俳句がカードになるととても嬉しそうに笑顔を浮かべていました。

またろうびな　わがこにかうも　我うれし

俳句づくりに馴染みのない「ばらさん」ですが、「またろうびな」の話は認知症の症状が進んでからもずっと覚えている印象的なエピソードでした。俳句づくりに取り組む中で、引きだしたキーワードです。

ひなまつり　六人姉妹　みな元気

「女ばっかり六人姉妹でね」とよく仰っていた「ももさん」の句です。日常の会話の中でも六人姉妹がキーワードになっていました。俳句の時間に限らず、日常的な会話で利用者の生活環境を知ることが、俳句づくりの支援には大事だと感じました。

尾瀬ヶ原　遠く近くに　百合の花
尾瀬ヶ原　大きな虹に　振り返る

ご主人と尾瀬を歩いた思い出を詠んだ「菊さん」の句です。「川の縁を歩いてね、百合がいっぱい咲いているの。雨が降って上がったら大きな虹!!」と興奮しながら思い出話を職員に話してくださいました。季題が思い出と結びつくことで、菊さんにしか詠めない句ができました。

花散って　春のなごりを　いかにせん
銀杏は　ふる里の味　香り良く
猫の恋　ニャンとも言わず　寝てばかり

もともと言葉遊びが好きな「吐志さん」の句です。俳句の経験はありませんでしたが、とても意欲的に取り組んでいました。「ニャンとも言わず」はご自分でも名言だったようで、詠みながら、大笑いされていました。

親からの　あじさい妻が　手入れする
公園の　柿の木いつも　ながめてる

書道指導を目的に通所をしていた「かつらさん」の句です。ご自分から話しをすることが少ない方でしたが、職員との会話の中から出て来た言葉から句ができました。

蕗のとう　炒めは酒に　良く似合う
筍の　いぶしの味と　香もつまみ

きれいずら　私の田舎の　八重桜

お酒がとても好きな「銀杏さん」の句です。季題がいつも美味しそうなおつまみになります。故郷静岡を想い、方言を入れた楽しい句は銀杏さんならではです。

## 俳句づくりと笑顔の好循環

先にも述べましたが、俳句というと「難しい」「やったことない」と皆さん口々におっしゃいます。とても難しいことを行っているのだと思われてしまいます。

季題にまつわる思い出話を引き出すことで、日常の会話の中で聞くことがなかったその人の生活歴や成育歴が思い出と共に甦り、回想法でもあることに気がつきました。回想法に繋がる俳句づくりの一コマ一コマの利用者の顔はとても活き活きとされており、普段あまり話さない方までもたくさんお話しをしてくださいます。

認知症が進み言葉の数が少なくなった利用者からも、俳句づくりの際に聞き取った「季語」がキーワードとなり、普段の日常会話では聞けない記憶の深い部分の話を引き出せることがあります。その方の人生経験が滲み出る、その方にしか詠めない俳句が出来上がります。

出来上がった俳句は、その方にとって、じつに心地の良いものになり、何度も読み返し回想することができます。

また、私達スタッフにとっても、俳句づくりを通して、その人の生活歴や生活環境をより深く知ることで、その方の好む支援、安心する支援に繋がると思います。

# 文化活動の拠点「和顔施」の開設と活動

(元)アカシア会介護統括部長
高杉春代

## 初期認知症の人や若年性認知症の人の行きたくなる事業所の必要性

### 「初期認知症の人や若年性認知症の人の行くところがない」!!

「もの忘れ外来」で早期に初期の認知症と診断を受けても、行くところがありません。介護サービス事業所といえば、介護を受けるところ、お世話をしてもらう人が行くところ。「私はまだ行きたくない、行くところではない」。これが初期の認知症の人や若年性認知症の人の声でした。

２０２５年には全国の認知症者数は約７００万人になると言われ、65歳以上の５人に１人が認知症に達すると言われています。今では、生活障害が少ない早期の時期に認知症と診断がされるようになりました。生活の障害はまだ少ないのですが、仕事での支障は見られるようになっています。

認知症と診断されると仕事は解雇される例が少なくないのです。仕事がなくなり、これからの生活の不安が大きい時期に、どこにも行くところがない時期を過ごすことになります。人によっては、家から出られなく「うつ状態」になる人もいます。

安心できる場所と頼れる人・仲間がいて、安らかな暮らしと平和な時の流れの中で、自身の力を信じて生活できる場所と支援の人が必要です。

## 「和顔施」命名

人は快・不快をすぐ表情や声・言葉・しぐさに表します。認知症の人がその人らしく快適に過ごせるようにすることが私たち介護職員の仕事です。

そして生きがいを感じながら穏やかに笑顔で過ごせる生活を提供していくことは、認知症のケアの目的でもあります。そんな思いから『「笑顔を施す」和顔施《わげんせ》』という事業所名にしました。

## 事業所の基本情報

地域密着型認知症対応型通所介護事業所のサテライト事業所として若年性認知症の人や初期の認知症の人を対象として2013年5月に開設した。

- 1日の利用者数は8人定員
- 月曜日から金曜日、午前10時半から午後4時40分まで
- 利用者の内訳は若年性認知症の人は5人（倶楽部に1人）、初期認知症の人11人
- 若年性認知症の人の介護度・要介護1（3人）～要介護2（1人）診断 AD=4人
- 初期認知症の人の介護度 要支援2～要介護2

## 「和顔施」の開設

開設にあたり尊重したのは「自己選択・自己決定」です。利用者さんがやってみたいと思うことを、やってみたいと思う時間を選んで通い続けるというものです。そしてそのような思いから、「少しの生活障害があっても人生の現役づくりに繋がっていくような場所」としての通所介護事業所「和顔施」を開設したのです。事業所の概要は上の図のとおりです。

特に若年性認知症の人が行きたくなるような介護事業所を目指し、事業所の活動内容「プログラム」と支援者を検討していきました。

## 若年性認知症の人の容態と来所理由

- Aさん： 60歳（発症から11年目）男性・要介護1
  HDS-R=不明・DASK21=66点 BPSD =なし Ⅱb
  働くこと（農業）を目的に来所
- Bさん：69歳（発症から8年目）女性・要介護2
  HDS-R=11点・DASK21=52点 BPSDあり Ⅲa
  働くこと（食事の手伝い・手芸）を目的に来所
- Cさん：68歳（発症から6年目）女性・要介護1
  HDS-R=6点 DASK21=66点 BPSDあり Ⅲa
  働くこと（農業・園芸・家事）を目的に来所
- Dさん：69歳（発症から10年目）女性・要介護1
  HDS-R=21点（現27点）DASK21=28点 BPSDなし Ⅱa
  コーラス・運動を目的に来所

来所希望された若年性認知症の人の容態と来所理由は上図のとおりです。

以上のように働くことを希望された若年性認知症の人や、多様な文化活動を希望される初期の認知症の人のために以下のような仕掛けをつくりました。

この仕掛けを「和顔施方式の仕掛け」と呼びます。

和顔施方式の仕掛けには、1．環境の仕掛け、2．プログラムの仕掛け、3．家庭・地域への仕掛け、4．人の仕掛けがあります。

まず環境の仕掛けは、書道教室・俳句教室・絵画教室・健康教室・手芸教室・生け花教室・大

### 和顔施方式の仕掛け

❶ 環境の仕掛け

❷ プログラムの仕掛け

❸ 家庭・地域の仕掛け

❹ 人の仕掛け

工・畑・等々、その人が望むやりたいことができるように、それぞれに見合った会場の設営をみんなで考え、環境を変えていきました。そしてその作品はギャラリーで展示し、喫茶で交流しました。

それが「ギャラリー喫茶和顔施」です。地域の方たちも作品を展示できます。若年性認知症の方も喫茶でボランティアとして参加してくれました。おいしい世界中のコーヒーも飲むことができる喫茶になりました。

次にプログラムの仕掛けです。プログラムは、その人が今まで培ってきた力を発揮したいと希望すると、実践できるように仕掛けます。農業をしてきた人は、土壌づくりから苗の育て方、間引

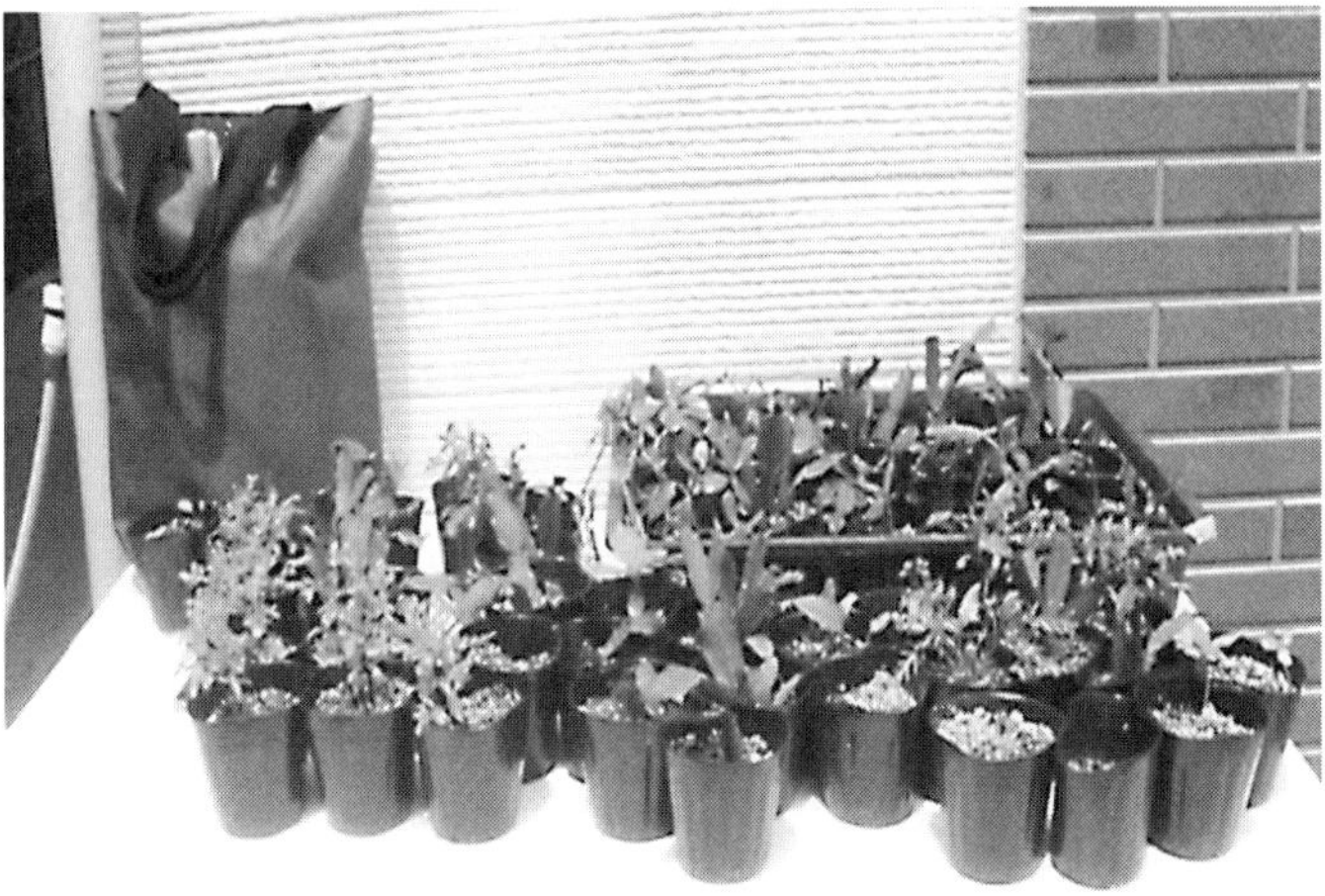

苗木に花を咲かせて家に持ち帰る

き・収穫等、職員へ指導してくれます。書道教室の先生は、地域のボランティアの先生と通所者の元書道の先生です。誰が先生か生徒か分かりません。出来上がり作品は見事なものです。

次に家庭への仕掛けです。これは家庭と通所介護事業所をつなぐ仕掛けです。携帯電話がいつまでも使えることは生活する上で、とても大切なことです。毎日連絡を取り合えるように、安否の確認・送迎連絡などを携帯で行います。また、苗を育て、家庭に持ち帰り花を咲かせます。通所介護事業所での成果品を家族とともに楽しんでほしいのです。

## プログラム活動
## ～竹細工～水鉄砲

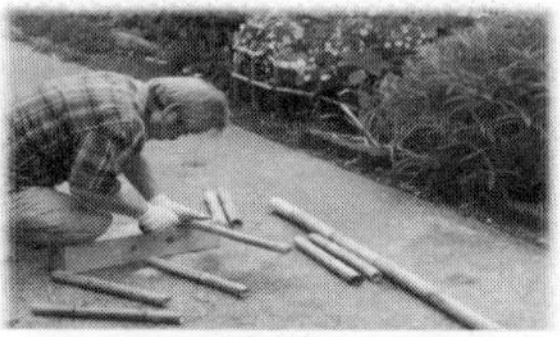

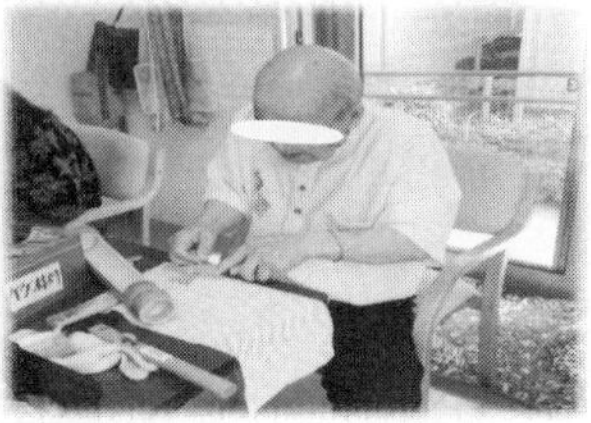

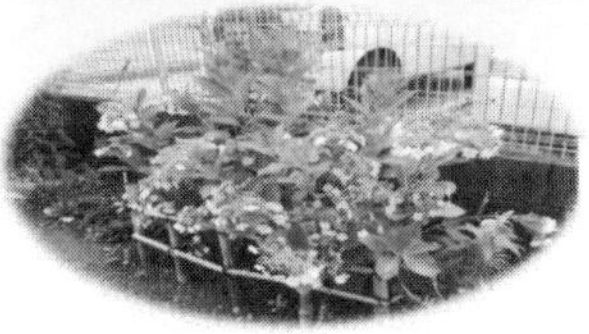

庭の花の足元にりっぱな
竹垣を作ってくださいました

## プログラム活動
## 和顔施の畑つくりました

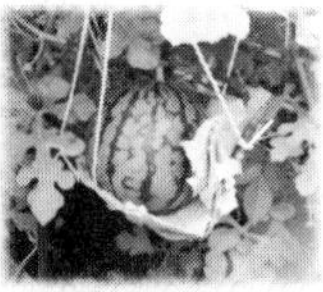

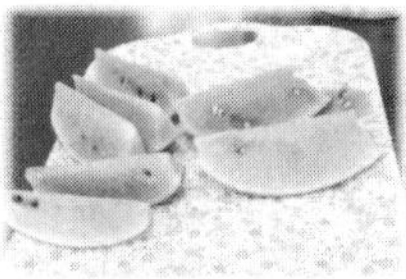

小玉すいか・きゅうり・
なす・ミニトマトを
収穫しました!

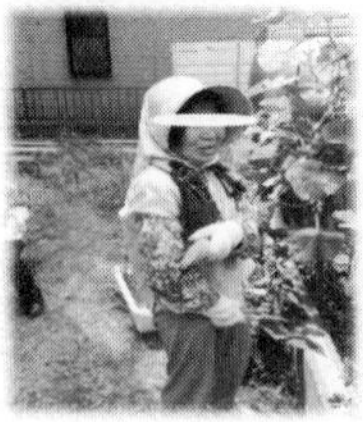

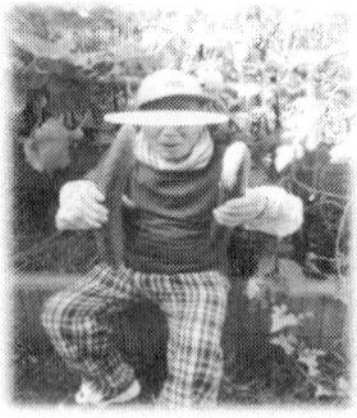

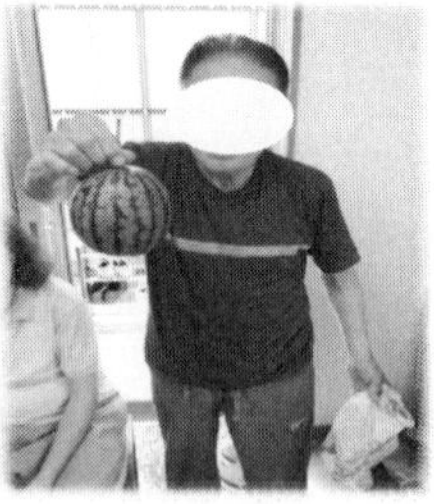

次に人の仕掛けです。前述したように、その人の生活歴や希望から、その人の取組みをプログラムします。プログラムを実現するために、当事者が先生になることもありますし、地域の指導者に力を借りることもあります。また当事者が地域の高齢者に教えることもあります。つまり、**「生涯の現役づくり」**です。

このようにして、当事者の人たちも参加し、地域の人との循環が生まれます。

このような活動の中で介護職員も多くを学ぶことができます。農作業・植木・手芸・麻雀・書道・俳句・等々……趣味が多くなります。当事者も職員も共に豊かになるのです。

和顔施の朝は、初めに通所者自身が健康チェックします。そして今日の活動を自分で選びます。

ある人は、竹を目の前にすると「何をつくろうか」考えます。ある人は畑を前にして「何が必要か」考えて職員に教えてくれます。見事な水鉄砲ができ、できた作品をもって保育園で園児と遊びます。

畑の収穫は、みんなで食べたり、家庭に持ち帰ったりします。

## 若年性認知症の人の地域ボランティア

**●おれんじカフェでコーヒーを提供（毎回来場者25人位）**

ご主人（介護者）がコーヒーの輸入業者と親しいため専門喫茶店以上の世界のコーヒーが飲める。コーヒー豆を挽き、ご主人がいれたコーヒーを来場者に運ぶ。歌声の休息時はお茶をいれ運ぶ等を手伝う。

**●保育所で伝承遊びと遊具の作成**

日頃の手芸でお手玉・お人形・水鉄砲等作成
作品を持って、地域の保育所に訪問
子供たちと昔のなつかしい遊びを展開する
保母さんたちも興味を持って遊びを覚えてくれる

## 若年性認知症の人の働く支援

**❶ 農家との連携で働く支援**

地元の農家・小学校の農業体験を受入れた経験あり
報酬はないが野菜など現物をいただいて帰る。

**❷ 野菜の販売・朝どりのとれたて野菜の販売**

野菜は農家さんから提供される。
野菜の量と値段はみんなで考えて決める。
販売したお金を貯めて、旅行の資金にする。

**❸ 農家の仕事内容**

草取り・収穫後の畑の整理（残根取り）
畑を耕す、販売収穫後の残りの収穫、伐採

そのうちに和顔施の畑だけでは狭くなり、地域の農家さんと提携してそこで働くことも始めました。地域の人との交流では、当事者も「おれんじカフェ」で喫茶の担当をして働いています。また、手芸や絵画・書道は、三郷市主催の文化祭で発表しています。手芸は地域のみなさんから、「ぜひ教えてほしい。教室を開いてほしい」と言われているほどです。

このようにしてつくり上げてきた通所介護事業所「和顔施」ですが、新型コロナウイルス感染症拡大で3年間以上多くのプログラム活動ができなくなりました。特に地域の人やボランティアさんたちとつくり上げてきた活動です。改めて豊かな暮らしを取り戻していきたいと思います。

## 通所介護事業所「和顔施」の事業評価（行動・心理症状の改善）

和顔施に通所した、初期認知症の人の1年後の評価を試みました。評価対象者の内訳は次の表のとおりです。

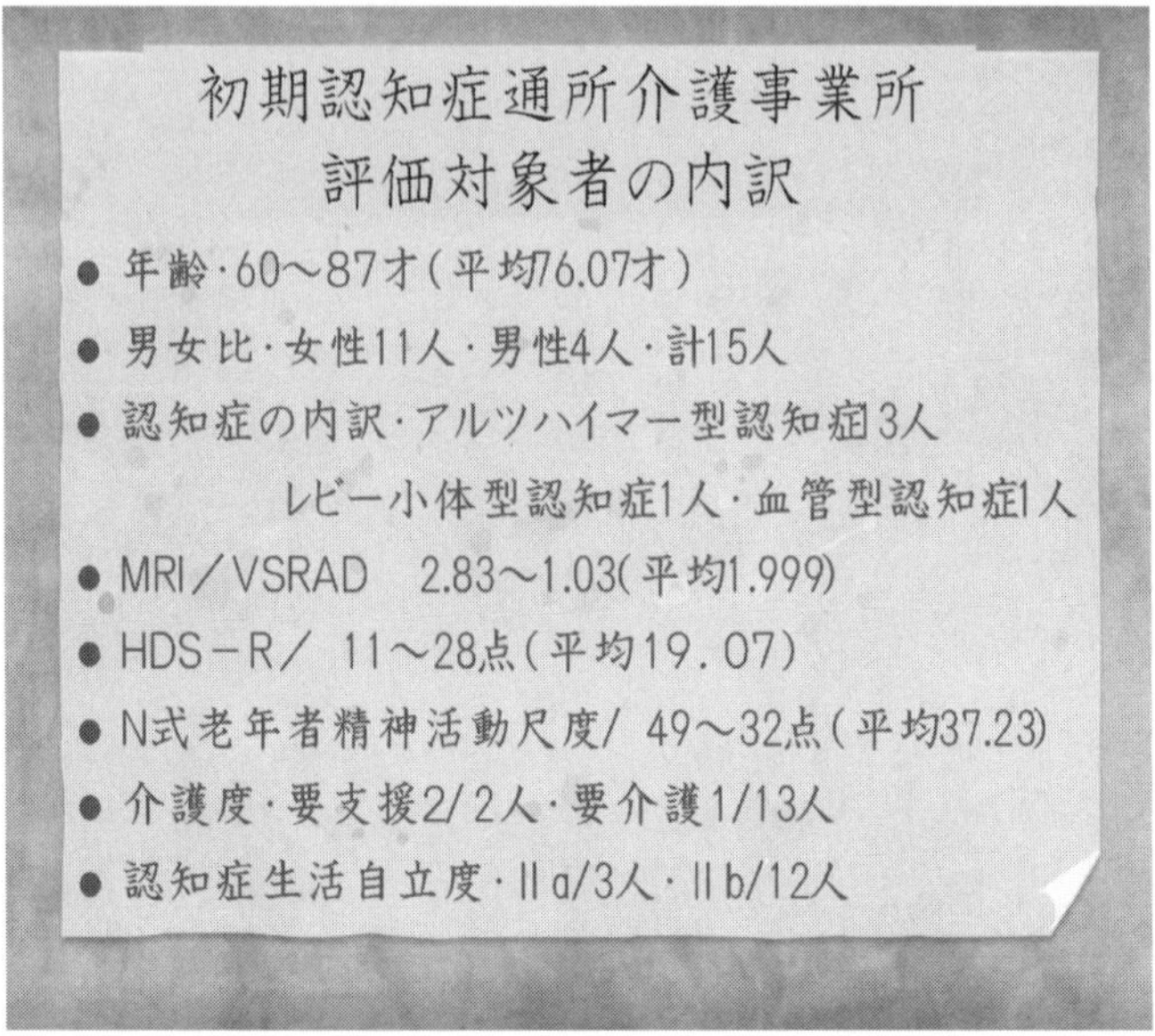
初期認知症通所介護事業所
評価対象者の内訳
● 年齢・60～87才（平均76.07才）
● 男女比・女性11人・男性4人・計15人
● 認知症の内訳・アルツハイマー型認知症3人
レビー小体型認知症1人・血管型認知症1人
● MRI／VSRAD　2.83～1.03（平均1.999）
● HDS－R／ 11～28点（平均19．07）
● N式老年者精神活動尺度/ 49～32点（平均37.23）
● 介護度・要支援2/2人・要介護1/13人
● 認知症生活自立度・Ⅱa/3人・Ⅱb/12人

事業評価（HDS－Rの比較）

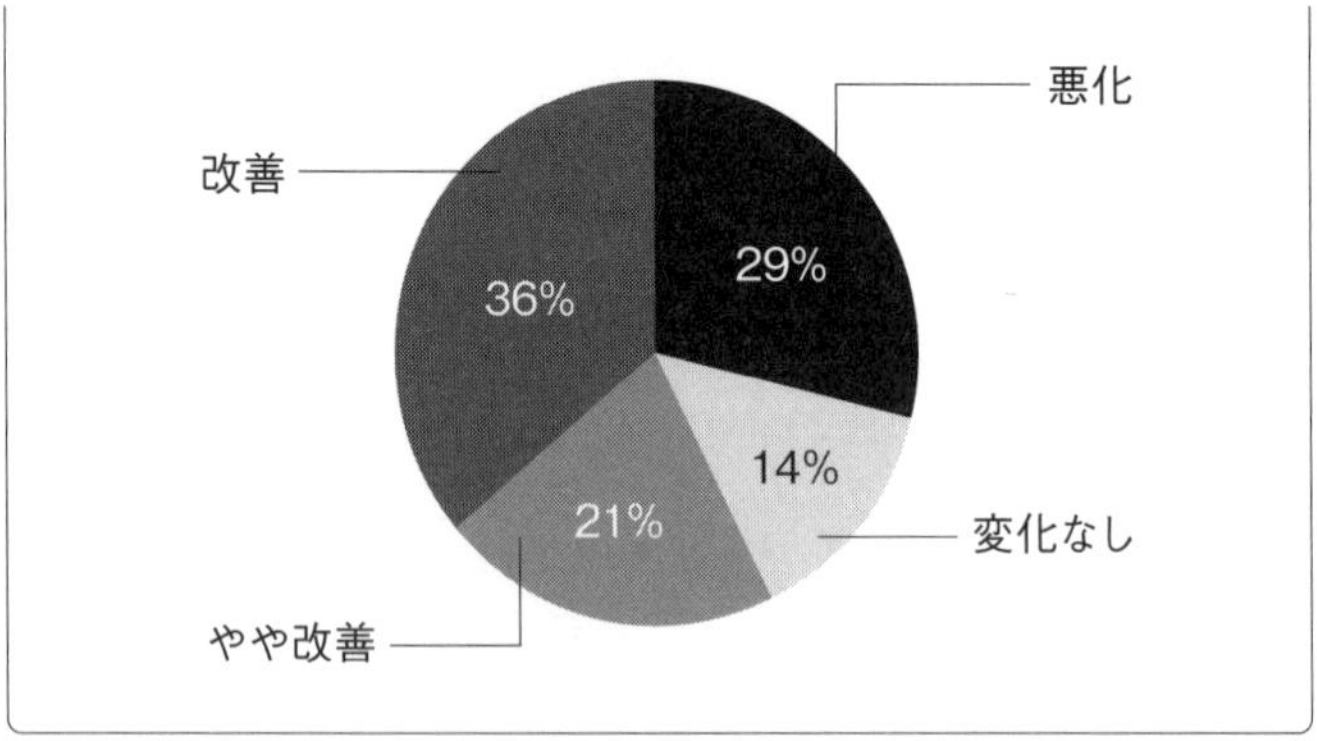
悪化
29%
改善
36%
14%
変化なし
21%
やや改善

行動・心理症状の改善

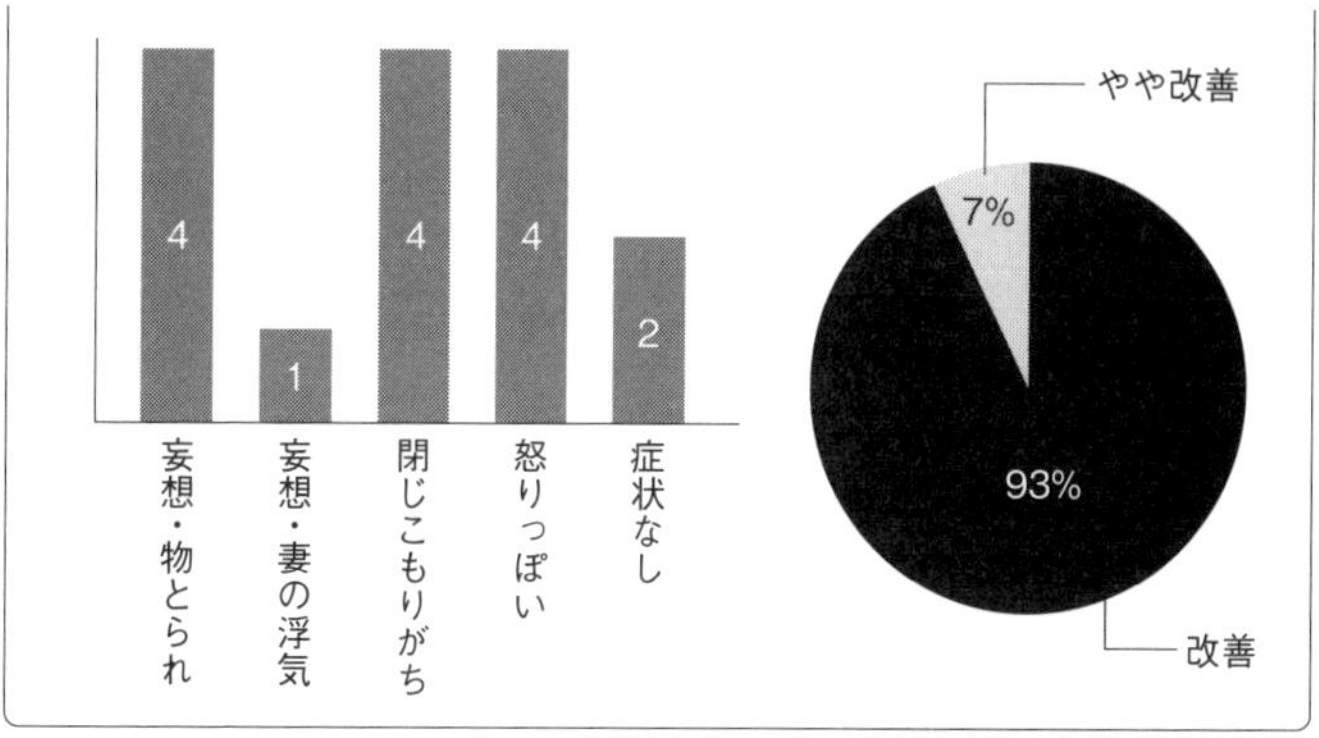


通所1年後のHDS－R評価は改善した人57%、変化のない人14%、悪化した人29%でした。半数以上の方に改善がみられました。

行動・心理症状の改善は症状があった全員に改善が見られました。特に妄想があっても、1人を除く多くの場合は不穏な症状が改善され穏やかになっています。

## 評価のまとめ

初期に認知症と診断された人にとって大切なことは、長い期間、生活の自立を図り、生き生きとした生活を送り続けることができることではないでしょうか。

その人が望む趣味活動・社会参加活動は、認知症の症状ばかりに注目したり、生活障害を嘆くのではなく、介護スタッフや多様な地域の支援者と交流し、これらの人たちと共に穏やかな日々を過ごし、社会的役割をもった生活を送ることができるようにすることです。そしてそのことが認知機能の悪化を予防し、行動・心理症状をも緩和させることができるのです。

# 世界に一つの17文字の詩《うた》

「和顔施」介護職員
根岸美穂

私は利用者の皆さんと同様に、俳句は難しいとばかり思っていました。

でも、俳句づくりの場に一緒にいさせてもらうことは大好きで、心地がいいのです。

季語をみて連想ゲームから始まり、季語のほかにたった12文字を加えて言葉にする作業です。

まず季語について伺うと、利用者の皆さんの脳裏には一般的なイメージが浮かびます。桜なら入学式、お花見、団欒など。そこからエピソードを尋ねたとき、「誰と行った。どこに行った。その時○○はとても嬉しそうだった。○○を買ってもらって嬉しかった。空が綺麗だった」と、情景が出てきます。

認知症が軽度のうちは、このエピソードがより鮮明で、楽しそうに職員に話してくださいます。そして気持ちよく話した後は、皆さん少し表情が硬くなります。なぜなら、俳句にするためにその話の内容をより短く、簡略化した言葉にするからです。頭の中でコンパクトに縮めるその作業は、脳トレそのものです。

その後、萩森先生に添削していただいて、綺麗にまとまった俳句を皆さんが改めて読み返した時、俳句を作ったことはすっかり忘れてしまったとしても、俳句を読むと「あぁ。うんうん」と表情が綻び、心にストンと落ち納得されています。俳句はそんな「魔法の言葉」だと感じます。

俳句の季語に着目すると、季語は行事や草木、森羅万象の言葉です。その季語と向き合うことで不思議と感情も穏やかになり、脳内にリラックス効果のα波が出ているのでしょうか。

その穏やかな気持ちで詠んだ俳句を家族や友達同士、グループなどで詠み合うことは夫婦円満、家族仲良し、地域も優しくなり、はたまた世界平和につながるといっても過言ではないと思います。

例えば編み物や手芸、木工、園芸ができなくても、俳句は材料ゼロ、体力ゼロの自己表現法です。気持ちよく「自己表現」ができたとき、人間の心と体に良い影響があるのではないでしょうか。

そして俳句癖がつくと、目から見えたもの、見えてきたものを観察する癖がつきます。例えば花を見れば何色だ、何輪だ、その時の匂いは？　音は？　光は？　そのほかに何が見える？　など。観察力を養うには俳句が有効な手段の一つになるでしょう。

利用者のサポートをする私たちスタッフが特に磨かなければならない観察力、私たち介護スタッフこそ、俳句づくりは必要なのかもしれません。

また認知症が進むと言葉数が多いと理解が難しくなります。これは俳句とは異なるのですが、5文字、7文字、5文字の標語は、そのような言葉の理解の手助けになり、話し言葉のバリアフリーになるかもしれません。

今日は　祝日　天長節（天皇誕生日）
消毒や　うがい手洗い　身を守る
太陽と　しりとり散歩　深呼吸

元気水　水分補給　風邪知らず

このように魔法の17文字は、理屈なく自然に脳裏に入ってきます。例えばこの17文字が壁に貼ってあった時に、私たちは瞬時に理解することができます。理解できるということは、私たちは安心し、自分の自信に繋がります。

それが俳句（季語を入れた体験談）であれば、なおさら、読んですぐにそれまでの不安や焦燥感から一瞬なりとも解放されて、穏やかな気持ちになるのではないでしょうか。

和顔施は「ギャラリー喫茶」という名前があります。道路側に置く外の看板や、皆様をお迎えする玄関、クリニックの受付そして作品展などの地域発信の場においては、ぜひこの俳句を掲示して、詠むひとも読むひとも癒される気持ちのいい「俳句セラピー」を地域の方たちに発信していきたいです。

# 人と人との心をつなぐ

「和顔施」介護職員
長根直子

## 俳句は宿題

「和顔施」では利用者が自分の意志で選択・決定ができるような支援を目指しています。その中で、萩森先生のご指導のもと、俳句づくりの活動をおこなってきました。無理強いせずに、利用者が取り組みやすいように環境を工夫し、整えていくことで、難しいと感じる利用者でも気軽に自然に取り組めるよう配慮しています。

以前、和顔施に通われていたある利用者は、俳句づくりをとても楽しみにしておられました。月が替わると「俳句ないの？」と職員にたずねてこられます。

自分の通所利用日に、萩森先生からの季題一覧が届いていないと、残念そうにされていた姿を思い出します。季題が届いていると「どれどれ」と早速、生き生きとした表情で意欲的に取り組んでおられました。そしてそれを「宿題」と言って家に持ち帰っていました。そして次に来所した際に、考えてこられた俳句を嬉しそうに披露してくださるのでした。家に持ち帰ることで、家族との話題になり、俳句が利用者とご家族、和顔施をつなげます。

日常生活では張り合いが出て、俳句のために物事を今までとは違った視点から見ようとしたり、俳句のためのネタ探しで、いつもの散歩道も違った視点で見ることができるのではないかと思います。なによりそうしたことが普段の生活に刺激を与えるのではないかと思います。そのせいか90歳を過ぎたその利用者の方も、いつも元気でいらっしゃいました。

## 俳句を通してその人を知る

和顔施の活動に俳句を取り入れることで、ひとつの季語から話が膨らみ、思いがけず、その人の思いや人柄を知ることができます。季語だけではありません。ペンネームからもエピソードや思い出を知ることができます。そしてそれらは、私たちが利用者を支援するうえで、欠かせないヒントになるのです。

たとえば、その人がどんなふうに生きてこられたのか、どんな思いを持っておられるのか、何が好きで何が嫌いかなど、私たち介護者は深く「その人を知る」ことができるのです。それにより、「その人らしい」生活をよりよく送っていただくために必要な支援とは何かを考えることができるのです。

## 俳句づくりは脳を活性化させる

俳句をつくることは右脳で景色や光景を想像し、左脳で五・七・五の語数を合わせるために非常に脳を活性化させるといわれています。また、創作した俳句を一息で何回も読むことで呼吸筋力のトレーニングにもなるそうです。出来上がった俳句を皆の前で声を出し披露することで、喜びや達成感、感動が生まれ、心と体、そして脳にも心地良い刺激となり、さらには、褒められることで自信につながります。

## 四季を感じ季節を意識し回想する

四季を感じとり、季節を意識することで日常生活を呼び起こし、回想をすることで自信が戻ったり、気持ちも穏やかになります。利用者が懐かしいと感じる昔のおもちゃや道具などを用意し、回想しながらおこなう俳句活動にはとても大きな意味があります。他の利用者と昔話に花を咲かせ、懐かしさで笑顔があふれる時間、そういった和顔施での俳句活動をこれからも続けていきたいと思います。

## 家族との思いをつなぐ

和顔施では文化祭の出展や作品展で、それらの句を発表する機会を作っています。俳句が和顔施での活動の中だけではなく、自宅で介護をされているご家族や遠方にいらっしゃるご家族との思いをつなぐものであってほしいと思います。そして、その句を見てくださったご家族や、さらには地域の方々と俳句を通して交流ができれば良いと思います。

# 当院「もの忘れ外来」と「文化的な趣味活動」の大切さ

クリニックふれあい早稲田　院長
大場敏明

## 当院「もの忘れ外来」の20年

当院は2000年5月、三郷市早稲田に開業し、医療と介護の実践活動を地域社会に密着して行ってきました。特に認知症の医療とケアにおいては、多くの方々の協力と賛同のもとネットワークを構築し、「その人らしい生活と人生を支え・つなぐ」という理念のもとに成果を挙げてきたと自負しています。そこで、これまでの活動を振り返りつつ、現在の私たちの取り組みの一端を紹介したいと思います。

当院は開院以来、18年間は「もの忘れ外来」の医師としては私（大場）の一人体制でしたが、2年前から認知症ケアを研究する医師も参加して二人体制になりました。

私はこれまで、認知症医療とケアへの取り組みの一環として、二冊の拙著『ともに歩む認知症医療とケア』、『かかりつけ医による「もの忘れ外来」のすすめ』を共著出版しました。その中で、「もの忘れ外来」について強く訴えてきたのは次の二点です。

・認知症急増時代を迎え、「認知症医療の主役はかかりつけ医が担う」ということ。

・地域包括ケア時代が到来した現在、「認知症の方を地域で診ていく」ことの重要性。そして、それを担うのは、「もの忘れ外来」の医療と介護事業所のケア、地域（家族）の支えであること。

また、私はこの間、各地での講演、学習会での講師、論文・小論執筆などで、積極的に「もの忘れ外来」の重要性を発信し続けてきました。

しかし、ご存じのように、ここ3年にわたるコロナ禍の中で、対面での学習会・講演会などが顕著に制限されてしまったのは残念なことでした。

## 開始20年、拡大する「もの忘れ外来」

2003年5月、私は当院にて「もの忘れ外来」を隔週で始めました。町医者としてのもの忘れ専門外来で、一般外来と分けた予約制・担当看護師が付いての体制でした。そして、同年7月に、医療法人アカシア会の最初の介護事業所・GH（グループホーム）「アカシアの家」を開所したのです。

これまでの経緯を振り返ると、スタートして4年間の総患者数350人（年間平均87・5人、一回（単位）平均2・1人）、紹介経路は5割がケアマネ・地域包括支援センターからで、6割が当院外来からでした。それが、8～9年目の状況は、「もの忘れ外来」を週2回（単位）へ拡大した結果、年間平均466人、一回（単位）平均9・3～12・5人となり、一回平均患者数が実に6倍にも増えたのです。その間の紹介経路としては、13％がケアマネ・地域包括支援センターからで、23％が外来患者さん、15％が家族紹介、14％が他病院・施設紹介と、多様化したことが目立ちます。

現在19～20年目（令和3～4年）を迎えましたが、週4単位（医師2人で）、年間総患者数2610～2559人。一回（単位）平均15・3人（予約枠18人／単位平均）、月平均218人となって、さらに増え続けていることがわかります。

## 「もの忘れ外来」の役割。今こそ「かかりつけ医の出番」

私は、『かかりつけ医による「もの忘れ外来」のすすめ』(76〜86ページ)の中などで、認知症外来医療のありかたとして、病状に合わせた認知症医療、自立生活支援、家庭貢献・社会貢献、趣味活動を推奨し、「もの忘れ外来」の役割を以下のようにまとめました(詳しくは、拙著を参照いただければ幸いです)。

### ①認知症外来医療の内容

「もの忘れ外来」は、認知症の人の「心身および生活全体」を診ていくということです。認知症状や行動心理症状だけでなく、同時に、基礎疾患・生活習慣病などにも注意しています。つまり、「もの忘れ外来」の内容は、薬物療法、脳賦活のための脳トレのすすめ、生活上のアドバイスなどが中心となります。

それに加えて、認知症の人が「その人らしく」地域社会で生きていけるように、過去に培ってきた「文化的な趣味活動」の再開を促すことも大きなテーマとなります(あとで述べる「和顔施」等、デイサービスへの参加につなげていきます)。

## ②医療のあり方

「もの忘れ外来」の役割は、認知症になって困っている人や家族の問題を、周囲と協力して解決していくということです。「ともに歩む」姿勢で、介護や地域へつなげていくことが非常に重要になってきます（医療、地域・家庭、ケアのトライアングル支援）。

それが実現できれば、認知症になっても、症状緩和や進行抑制が期待でき、家庭や社会での役割を再発揮することが可能になります。そこで重要な取り組みは、自立生活支援・生活リハビリ（食生活や家事、着替えなど日常生活上の動作をリハビリと捉え、本人ができる範囲で行い再復活させていくこと）と回想法などの活用で、文化的な趣味活動を再開・継続することです。

また、適度な運動と脳トレも有効でしょう。

## ③地域との関わり

認知症の人も積極的に地域でボランティア活動等に参加してもらい、認知症の人が地域に貢献することを促します。これも「もの忘れ外来」の重要な役割です。

**認知症医療とケアの根幹理念は、その人らしい自立生活支援と「ともに歩む関係」**の構築です。「その人らしい自立生活支援」の中心は、本人がそれまでやってきた家での役割（家事）をできるだけ多く継続・再開することを心がけてもらうことです。認知症の人に対しては、家族の見守り・支え（支援）の中で、「**家庭貢献**」を少しでも多く長く続けることがとても大切です。

それと同時に、できるだけ「**社会貢献**」を追求し続けるように支え、その中で、「自己貢献」につながることを目指していきます。「自己貢献」とは聞きなれない言葉かもしれませんが、これは、「自己で楽しみ、自己を磨き（研鑽）、自分らしさの回復と発揮」を確認することです。

「自己貢献」の追求は、「もの忘れ外来」での聞き取りとアドバイスによって、実践につなげることができますが、「文化的な趣味活動」と「適度な運動」の実践が中心となるでしょう。文化的な趣味活動を再開し、特技を再度磨いて活動・地域サークル活動に取り組んでみるのです。「このような脳トレ的な活動は、症状の進行予防にも効果がありますよ」

と私が言うと、本人も家族も納得されます。

たとえば、合唱の地域イベントに参加したり、地域の農業の手伝いを再開するなど、それまでの特技を生かしての活動がそのまま地域貢献・社会貢献となります。受け身ではない「自己選択した**趣味活動**」を満喫することは、本人に自信を与え、喜びにつながります。

「**文化的な趣味活動**」については、次ページに表としてまとめました。参照いただければと思います。

「**適度な運動**」としては、散歩のすすめや、ラジオ・テレビ体操、ご家族も一緒にする「ながらウォーキング」（たとえば、しりとりをしながらウォーキングをする＝コグニサイズ）を行うことによって、生活習慣の是正等が効果的に図れるでしょう。

## 「和顔施」の活動が教訓になっている

私たちの医療法人では、認知症ケアのありかたとして、初期認知症の方を対象とした**通所介護事業所**「**和顔施**」**の文化的な趣味活動の拠点**としての過去10年間の活動が特に重要

## 「もの忘れ外来」での、進行予防活動の追求と文化的な趣味活動

**❶ 外来でおすすめの「脳トレ」**

- メモ書きの習慣化、メモ=備忘録と説明、忘れることへの備えですよと。
- 脳トレの本を読む。パズル ジグソーパズル、ナントレなどに挑戦。
- 「地図描き」もおすすめ。自宅から買い物の店、近くの駅・バス停など。
- 「長谷川テスト」の問題をプリントして渡し、自宅で予習することもアドバイス。予習はカンニングではありません。記憶してくれば、立派な脳トレとなります。
- 「時計の絵テスト」も定期的に行いますが、その問題もプリントして渡し、自宅で予習すること。10時10分の針の位置の記入。

**❷ 生活リハビリ=可能な範囲での生活力の発揮・再開発のすすめ**

- 家事（掃除・清掃・洗濯など）への参加。
- 調理への参加（料理作り）。
- 食器洗いだけでもやってみる。また、買い物の手伝いをして、野菜などの食材の名前を漢字で書いてみる。
- 家計簿をつける=家事日記・メモとしても、ぜひ追求を。
- 日記・日誌のすすめ=1日1行でも可。日付、天気、楽しかったことなどを本人が書いてみる。漢字の練習にもなり、思い出すことが「回想法」につながる。

**❸ 文化活動・趣味活動で楽しみながら進行を予防する**
**（「もの忘れ外来」における問診での必須項目→聞きとり・診察で推奨）**

- 〈美術〉絵画、切り絵、絵手紙、写真、書、人形づくりなど。
- 〈文芸〉俳句、川柳、短歌、詩をつくるなど。
- 〈編み物〉座布団、衣類をつくるなど。
- 〈音楽〉歌、合唱、ギター・ピアノ・大正琴など楽器の演奏。
- 〈知的遊戯〉囲碁、将棋、ゲーム・麻雀など。
- 〈運動リハビリ〉散歩、ラジオ・テレビ体操、ヨガ、グランドゴルフ、卓球、テニス、バドミントン、ゴルフなど。
- 回想法によって、自らの記憶・体験を話す（語る）・記録する。一人ひとりの人生の物語をまとめる。今まで、アカシア会では13冊の自分史を作成してきた。

な教訓を示しています。和顔施では、「自己選択・自己決定」の重要性を認識し、文化的な趣味活動を実践する「場」(句会などの環境)を提供してきました。多くの同好のみなさんと共に、好きなことを追求し楽しむ「場」の存在はとても重要です。

さらに、利用者一人ひとりに応じた指導の工夫など、認知症の人たちの生活の質の向上に貢献してきました(特に俳句づくりについての成果を紹介するのも、本書のテーマです)。和顔施だけでなく、ここ最近10年間、アカシア会の介護事業は、認知症ケアの事業所を拡大し、多機能で、初期対象通所介護から重度認知症の方までのシームレスな事業展開、通所ケアの質的向上を図り、当事者も参加したGH(グループホーム)ケア展開などを発展させてきました。

そして、先にも述べたように、ここ3年にわたるコロナ禍のもと、感染対策を優先せざるをえない活動の困難に直面した中でも、試行錯誤しながら認知症医療とケアを進めてきたのです。

## コロナ禍の「もの忘れ外来」と認知症ケア

新型コロナのパンデミック宣言以降、感染への厳重な対策・予防活動をする中での「もの忘れ外来」の運営を余儀なくされました（もちろん一般外来も含めて）。

その際、まず考慮しなければならなかったのは、「来院して感染する」ことに対する家族の心配です。その結果、対面診療が減り、「電話再診」が増えました。電話で病状を聞き、それに応じた薬を出すという形態です。薬局にファックスで処方箋を送り、薬を薬局に取りにきてもらうのです。電話再診は、対面での診療に比べ、本人の表情などを見ることができないため、やはり限界があります。私にとってもはじめての経験で、コロナ禍での臨時的システムでした。2割から3割くらいは電話再診だったでしょうか（なお、今後、電話再診は原則終了となります）。

しかし、細心の対策を講じても、感染の脅威は常にあります。特に高齢者・要介護者の方たちが感染した場合、重症化の恐れがあり、命にかかわる事態になります。3密が避けられない介護事業所での感染拡大や、クラスター・ミニクラスター発生の報道は記憶に新しいと思います。

このような厳しい状況の中で、まずはコロナの早期発見・早期対応・感染拡大予防の優先など、感染対策優先の介護活動に終始せざるを得なかったのです。通所における認知症のケア活動も、アクリルシートの採用や黙食の奨励など、対面・食生活・集団活動が制限され、残念なことに後退現象も見られるようになってしまいました。

感染対策優先はやむを得ない選択ですが、それが「対策のための対策」になって、本来の医療やケアがおろそかになってしまっては本末転倒ではないでしょうか。非常に難しい問題ではありますが、5類に移行した現在、ウイズコロナ時代の認知症介護への転換を模索・実践する段階に来ていると考えます。

# 創作活動と認知症ケア

クリニックふれあい早稲田
「もの忘れ外来」医師
津田修治

この作品集におさめられた俳句には、詠んだ人が五感を通して感じた情景が生き生きと表現されています。小さな日常や平凡な体験に、その人の感性というレンズを通して、生きた言葉が与えられ、その人の持つ豊かな精神世界を表現した作品となって存在感を放っています。そこには、認知症になると「自分を失う」とか、「何もできなくなる」というステレオタイプなイメージからはおおよそかけ離れた世界が広がっていることがわかります。

「和顔施」での俳句の創作過程は、その人の持てる感性を最大限に活用して、その人が培い、大事にしてきた精神世界を言葉に変えていく活動と言えるでしょう。その過程では、言葉の意味だけでなく、音やリズムを楽しみ、イメージを膨らませることで、脳を多角的に活性化させているようです。回想法を応用した活動は、五感や身体を使い、身体が覚えている記憶を引き出して創作に用いています。創作の時間は、楽しく、刺激的で、感情を活性化するものでもあります。脳や身体、感情への刺激は相互に影響して創造性が生まれ、グループ活動による仲間とのユーモアや笑いは創造性をさらに高めているようです。句会の活動を企画して運営するリーダーの人柄と技量にも特筆すべきものがあります。このように、適切にガイドされた、頭も身体も心も人との繋がりも総動員した創造活動が、彩り豊かな俳句として結実しているのでしょう。

句会のメンバーは、創作した俳句をその場で皆に発表し、和顔施のギャラリーで展示し、今回、このような作品集の出版にまで至りました。認知症になると、思うように自分自身の考えを説明することができず、フラストレーションを溜めることもあるでしょう。メンバーにとって、言葉を通して自己表現すること、自分の考えや思いを人に知ってもらうことの意義は、より一層大きいものです。

また、自宅に作品を持ち帰って家族に出来栄えを自慢し、主治医の外来にも持参して作品について語ることは、コミュニケーションを促進して、満ち足りた時間になることでしょう。同時に、家族や主治医にとっても、その人が生きる今を知るための大きな手掛かりにもなります。

認知症のケアの世界では、ウェルビーイングの維持や向上が目標とされます。ウェルビーイングには様々な定義がありますが、最も有名なものは世界保健機関（WHO）によるものです。WHOは、「健康とは、病気ではないとか、弱っていないということではなく、肉体的にも、精神的にも、そして社会的にも、すべてが満たされた状態（ウェルビーイング）にあること」と、人の健康を理解しています。その上で、ウェルビーイングとは、幸福感や、肯定的な感情、没頭すること、人生の意義や目的、生活への満足、社会的サポートが満たされた状態と説明しています。

つまり、ウェルビーイングとは、その人が置かれた状況の中で、身体的にも精神的にも社会的にも豊かな今を生きている状態です。世界中で認知症のケアを提供する専門職が、どうすれば認知症のある人たちのウェルビーイングを高めることができるかを日々考えて実践しています。

様々な創作活動が認知症のケアに用いられています。たとえば、ダンスやコーラス、俳句や詩吟、書道や華道など、一人一人の好みによって、選べるものは多い方がよいでしょう。創作活動が認知症のある人に与える効果検証の研究も世界中で取り組まれています。

創作活動とは、その人が感じていることを表現すること、その人と社会とのつながりを作ること、その人が体験したことに意味を見出すことです。その活動を通して、幸福感や、肯定的な感情、没頭すること、意義や目的、生活への満足、社会的サポートが満たされた状態（ウェルビーイング）を達成することができると考えて、ケアに活用しているわけです。

先に、和顔施で取り組む俳句の創作過程の特徴と作品の発表・共有について書きました。一連の活動には、人それぞれの楽しみがあり、人それぞれのウェルビーイングを達成する助けになっているのではないでしょうか。そして、生き生きとした言葉が踊るこの俳句集は、認知症があっても、創造という最も人間らしい活動を達成できるという事実を示すことによって、認知症の人でも自分を持って、豊かな今を生きることができるということを鮮やかに証明しています。

# おわりに

アカシア会介護統括部長　横堀公隆

「和顔施」における句会のきっかけとなったMさんとは、近所の方々と句会を行っていたご自宅で10年以上前にお会いしました。当初、私の訪問に怪訝そうな表情でしたが、俳句の話になったとたん、活き活きと部屋の奥からたくさんの分厚い句集を引っ張りだし、私に見せてくれました。「まいったな、スイッチを入れちゃったな。この人（私のこと）が帰ったら買い物に行きたかったのに」と、Mさんの後ろで苦笑いをしていた奥様を思い出します。

他の皆さんの句からも、ああ、あの部屋の大きなテーブルを囲んで酒を酌み交わしたのだろうな。ご自宅近くのあの場所から江戸川の土手に上がって見た景色を詠んだのか。外は北風が吹く中、暖かいあの部屋で「おでん」を奥様と息子さんでつついたのか等々、読み手の想像が広がります。

どのような状況にある方でも、俳句は作ることができるのかもしれない。そこには何のバリアもない、自由な世界。和顔施に通う利用者さんたちが、生活を送る（送ってきた）中での膨大な出来事から作り出すこの作業は、当然のことながら前後左右にそれぞれの世界が無限に広がります。古い記憶を遡り、人生の物語の窓を開け、懐かしい景色を眺めているのでしょうか。認知症の方が言葉を見つけるプロセスは、この途方もない選択肢との格闘となることが推測されます。

その人その人が言葉を紡ぎだすためには、ともに歩んだ萩森先生はじめ、和顔施の職員の方々の様々な仕掛けや工夫が必要だったことだろうと思います。うまくいったり、失敗したりしながら時間をかけて作り上げた句の一つひとつは、日ごろの職員のかかわりの深さも表現されていることでしょう。まさに認知症ケアの神髄です。

俳句を通じてご本人の気持ちを表すことができ、思った通りのものに仕上がったときの喜びは、俳句未経験の私でも共感できます。普段の言動からは想像できない、思いがけない表現をしている様は、日ごろ介護をされているご家族にとっても、過去を振り返ったり、今を見つめ直したりするきっかけとなるのではないでしょうか。

俳句の世界を楽しんでいる利用者さんたちと接することほど、職員冥利に尽きることはないでしょう。利用者さんも家族も、そして職員も楽しんで一緒に俳句づくりを行う。それが、認知症ケアにおける生活支援だけでは導き出せない「俳句の力」なのではないかと思います。

## 編集後記

『認知症ケアと俳句の力』を出版するにあたり、ギャラリー喫茶「和顔施」（俗称）の開設からの歴史や認知症の人へのアプローチとして「俳句」がいかに効果的であり利用者皆さんの楽しみや生きがいに繋がっていたのかということを改めて学ばせていただきました。

皆さんが楽しみながら自主的に取り組み、継続していく俳句。

・過去の思い出から感情を今に呼び起こす
・自身の言葉で自由に綴る

自己表現をするための方法や手段の段階や必要な要素が全て俳句には含まれているのだと感じました。

介護の専門性としての重要な点を改めて認識し直し、これからも萩森先生のご支援のもと、皆さんと共に俳句の力を発揮させせられるように歩みを進めていきたいと思います。

編集でご尽力いただいた萩森先生はじめ津田先生、スタッフの皆さまに心から感謝申し上げます。

アカシア会
認知症対応型通所介護事業所施設長
下瀬真司


認知症《にんちしょう》ケアと俳句《はいく》の力《ちから》

2024年 1月25日 初版第1刷

編著者 —— 大場敏明《おおばとしあき》 萩森好絵《はぎもりよしえ》
発行者 —— 松島一樹
発行所 —— 現代書林
〒162-0053 東京都新宿区原町3-61 桂ビル
TEL／代表 03(3205)8384
振替00140-7-42905
http://www.gendaishorin.co.jp/

ブックデザイン＋DTP —— 吉崎広明（ベルソグラフィック）

印刷・製本：㈱シナノパブリッシングプレス
乱丁・落丁本はお取り替えいたします。
定価はカバーに表示してあります。





ISBN978-4-7745-1990-6 C0047